Der lange Weg zur Diagnose MS

Winfried Kieren

Der lange Weg zur Diagnose MS

Das Leben danach
mit den lockeren Worten eines Betroffenen

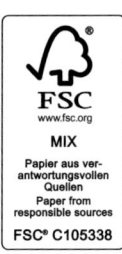

Bibliografische Information der Deutschen Nationalbibliothek
Die Deutsche Nationalbibliothek verzeichnet diese Publikation in der
Deutschen Nationalbibliografie; detaillierte bibliografische Daten sind
im Internet über http://dnb.d-nb.de abrufbar.

© 2012 Winfried Kieren
Satz, Umschlaggestaltung, Herstellung und Verlag:
BoD – Books on Demand
ISBN 978-3-8448-8804-1

Vorwort

Vielleicht gehören sie auch zu den Menschen, die in Ihrem Leben schon eine Odyssee mit langen Wegen hinter sich haben.

Ich habe in diesem Taschenbuch mit einfachen nicht immer jugendfreien Worten beschrieben, wie sich mein langer Weg bis zur endgültigen Diagnose abgezeichnet hat.
  Die Zeit danach, sowie die die kleinen Nebensächlichkeiten nicht vergessen, die manchmal etwas lächerlich aber auch sehr traurig sein konnten.

Aber nur durch meine manchmal umständliche Schreib und Ausdrucksweise, war es mir möglich meinen Zustand die Gefühle und vieles andere zum Ausdruck zu bringen.

Diese Zeilen sollten im Zusammenhang mit meinen Skizzen, dem Leser auch ein leichtes Schmunzeln abringen.
  Dabei zeigen dass ein Leben egal bei welcher Diagnose, mit all seinen Höhen und Tiefen immer noch lebenswert sein kann.

Es war im April 2004 und seit einiger Zeit machte ich wieder regelmäßig meine Waldläufe gefolgt von unserem Hund Charly.

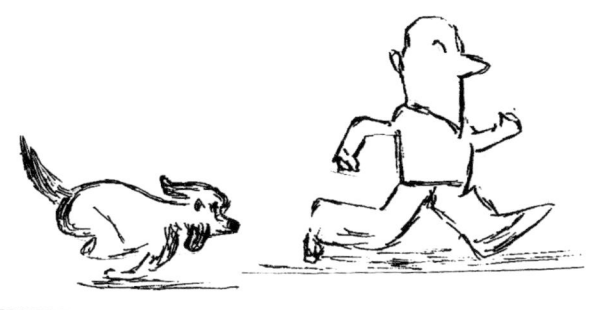

Dem Kleinen hängt ja die Zunge raus, so schnell war ich.
Einfach nur geil.

Charly ist ein Colli Hund, der alle 20 Meter stehen bleibt und seine Duftmarken setzen muss.
Egal wie weit die Laufstrecke ist, Charly ist bei kühlem Wetter immer als letzter zu Hause, bei heißem Wetter als erster am Ziel, da er entweder eine Abkürzung findet oder nach kurzer Zeit einfach umdreht.

So auch an diesem Tag, wir/ich hatte eine schöne Strecke durch den Wald ausgesucht. Da es ein etwas kühlerer Tag war, setzte unser Hund gleichmäßig seine Duftmarken und er hatte es keinesfalls eilig.

Teilweise war der „ Schweinehund „ bis zu 50 Meter hinter mir und ich musste meinen Lauf ständig unterbrechen, um den Köter im Wald nicht zu verlieren.

Nach gutem zureden, musste der Herr dann vor mir herlaufen denn Charly heißt: eigentlich Charles und ist ein Mann-Hund.

Nein, er ist nur noch ein halber Mann, sein Frauchen hat Charles nach seinen genommen Freiheiten und vielen kleinen Nachkommen mal ganz locker in der Männlichkeit beschneiden lassen.

Seit da an kann unser Hund, nur eine Katze oder ein Mann mit Mütze, mit so einem hatte er schon einmal eine schlechte Erfahrung aus der Ruhe bringen.

Vor einer Steigung lief unser Charly immer noch vor mir und hatte schon länger keine Duftmarken mehr gesetzt. Dies war ihm auch nicht möglich, denn immer wenn er dazu ansetzte, versetzte ich ihm meinen Fuß ins Hinterteil.

Dabei wurde er immer schneller und lief mir davon so dass ich ihn aus den Augen verlor.

Da wir im tiefen Wald waren und Hunde nicht frei laufen sollen, versuchte es ich mit Rufen, wie

Charly Leckerli oder Charly wo ist die Oma „ alles worauf er sonst reagiert zu locken. Aber die kleine Sau war nicht mehr aufzufinden.

Also musste ich meinen Waldlauf ohne Hund fortsetzen und lief dem Zuhause entgegen. Inzwischen waren meine Beine schwer geworden.

Hatte ich mir wie meist zu viel zugemutet? Noch in Gedanken kam ich ins Stolpern und fiel volle Lotte auf die Schnauze.

Zuerst musste ich einmal längere Zeit liegen bleiben, mich sammeln, bevor ich nach Hause „ gehen „ konnte.

Zuhause angekommen wartete schon der Colli auf mich, der zum ersten Mal bei kühlem Wetter als Erster Daheim war. Warum auch immer?

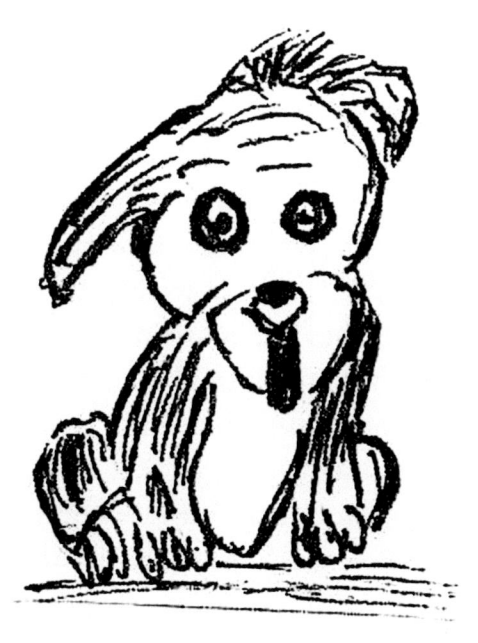

Gut gelaunt scheint der kleine Sack zu sein.

Dass dies mein letzter Waldlauf sein sollte konnte ich zu diesem Zeitpunkt nicht wissen, denn die Läufe mit meinem Hund hatten schon was.

Am Folgetag taten mir von dem Sturz alle Knochen weh und ich fühlte mich wie durch die Mühle gedreht.

Konnte mich kaum noch bewegen und hatte irgendwann die Idee meinen Hausarzt aufzusuchen.

Aber ich hatte ja keinen Hausarzt, also musste ich mir mir halt einen suchen, was sich als schwierig herausstellte.

Einen Doktor wo man sofort dran kommt gibt es nicht mehr, aber ich konnte das ja auch nicht wissen.

Denn es war ja auch schon 15 Jahre her, dass ich einen Hausarzt aufgesucht hatte in meinem Leben vorher.

Das war noch an der Mosel, jetzt lebe ich mit meiner Frau, zwei Kinder und dem Colli-Hund im Heckenland.

Also verbrachte ich bei meinem ersten Besuch 4 Stunden bei meinem neuen Hausarzt, bis er sich mir dann endlich vorstellte.

Dafür verpasste er mir dann nach kurzer Zeit eine Spritze, die mich lamm legte und ich mich nur noch wie ein ! dreibeiniger Esel „ bewegen konnte.

Die Spritze musste für die Ewigkeit gedacht gewesen sein, denn das Teil schränkte ab sofort meine komplette Beweglichkeit ein.

Da ich zu diesem Zeitpunkt ein sportlicher Mensch war, die Meinung vertrat „ wer „ rastet, rostet „ versuchte ich eine Woche später erneut einen Waldlauf zu starten.

Voll motiviert, mit Charles als Stütze starteten wir unseren Waldlauf.

Gerade auf Tempo gekommen, Charly hatte bereits seine ersten Duftmarken gesetzt, war ich der Meinung mein linkes Bein hätte sich ausgehängt und es ging nichts mehr.

Da wir zu diesem Zeitpunkt schon die ungewöhnlich ! weite Strecke „ von 50 Meter zurückgelegt hatten mussten wir den Heimweg antreten. Selbst der Hund schaute mit entgeistert an, hatte er doch erst zwei-drei Marken gesetzt.

Diese fünfzig Meter waren bis zu diesem Zeitpunkt die schwierigsten, die ich je zurück gelegt hatte. In der „ guten Zeit „ von 20 min „ für 50 Meter erreichte ich das Zuhause völlig erschöpft.

Sofort musste ich mich aufs Bett fallen lassen, völlig kaputt und am Arsch, ich zitterte am ganzen Körper Minuten lang.

An diesem Tag war keiner zu Hause, es war Feiertag „ die Kinder verteilt.

Vatertag feierte meine Frau obwohl sie eigentlich die Rolle der Mutter inne hat.

Von dem Zittern erholte ich mich dann schnell und ging wie immer an nächsten Morgen zur Arbeit.

Nach Feierabend wollte ich noch eine Maschine bei einem Arbeitskollegen abholen, sowie anschließend auf der Kindergartenfeier auftauchen.

Das Ziel für einen Tag, war wie immer gesetzt und ich war bereits bei Teil zwei angelangt, als ich bei meinem Arbeitskollegen die Treppe herunter gefallen bin als ich die Maschine abholte.

Die Maschine hatte den Sturz überlebt, ich jedoch musste von meinem Kollegen zum Arzt gefahren werden. Als Ergebnis hatte der Arzt festgestellt, das an meinem damaligen Revue-Körper leider 3 Rippen rechts gebrochen waren.

Festeingebunden, den Körper rechts abgesenkt, tauchte ich gegen Abend auf der Kindergartenfeier auf, wo ich mir zuerst die Frage stellen lassen musste „ wo ich denn solange gewesen wäre. Warum ich an solch einem Tag nicht früher gekommen bin?

Die Antwort dass ich noch wegen einem Unfall zum Arzt musste „ juckte „ keinen, nur das ich halt eben zu spät war.

Aber meine Frau hatte für alles Verständnis. Was sie mit einem Frage Antwort Spiel unter einem angespannten Gesichtsausdruck kundtat.

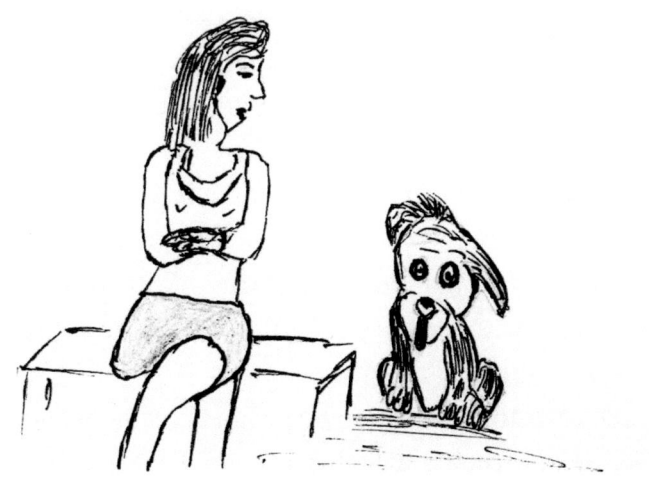

Man, war mein Herzblatt trotz meiner Verspätung gesprächig.

Auch Charly hörte gespannt zu.

Noch längere Zeit musste ich mich noch mit dem Rippenbruch herum schlagen, konnte dabei nicht mehr beurteilen, ob die Bewegungseinschränkungen von meinen Stürzen oder von den Problemen mit dem Körpergebälk her rührten.

Da ich inzwischen zu der Erkenntnis gekommen war, mich mangels Erfahrung an den falschen Arzt gewannt oder hatte ich mich bei meiner Wahl vertan, und einen Dokter für Charles gesucht?

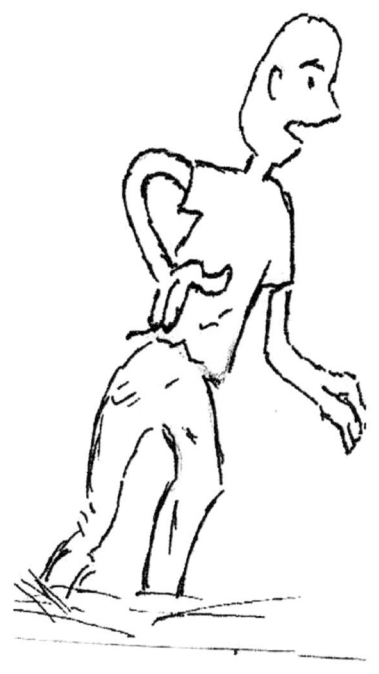

Man, dem Glatzkopf geht es ja richtig scheiße.

Hier habe ich mir dann um ganz sicher zugehen, gute Ratschläge von Bekannten eingeholt um die richtige Wahl eines neues Hausarztes zu treffen.

Voll überzeugt davon nun die richtige Wahl getroffen zu haben, stellte ich mich bei meinem neuen Doktor vor.

Auch der neue Doktor wollte es mir zeigen, er fuhr das ganze Programm auf und untersuchte mich komplett. Es war schon fast peinlich, was er alles mit mir machte und was der alles von mir wissen wollte?

Sein ganzes Programm nutzte nichts, denn er konnte nichts finden und gab mir nur durch mein ständiges Jammern eine Überweisung zum Orthopäden.

Der Orthopäde unter anderem zuständig für Probleme mit dem „ Gebälk „ verschrieb mir Einlagen, diesmal für die Füße und überwies mich ins Krankenhaus zum CT.

War ich denn jetzt auch schon krank an den Füßen oder sonst noch wo?

Immer wenn es mir schlecht ging, war alles Scheiß egal.

Ich wollte doch nur, dass ich wieder mit unserem Hund durch den Wald laufen konnte. Dabei wäre mir egal gewesen, wie oft er stehen bleibt um seine Duftmarken zu setzen.

Ich würde einfach nur geduldig warten, bis er seine „ Geschäfte „ erledigt hat.

Nach der Untersuchung im Krankenhaus, bin ich mit einer kleinen Schaltplatte zum Hausarzt zurück und musste nun zum Nervendoktor laufen.

Den ganzen Kopf hat er mir mit Kabel verbunden, um mir dann zu erzählen, dass alles in Ordnung ist.

Bei mir würde sich alles in der „ Rübe ! abspielen, ein bisschen Magnesium damit ich mehr leisten könne wäre völlig ausreichend. Mehr sei nicht und ich soll mich nicht anstellen.

Ich anstellen, dieser Blödmann ich war doch nicht freiwillig da.

Dann wieder zurück zum Hausdoktor, mir war es noch genauso miserabel wir vorher, wurden mir dann Massagen und Gymnastik verschrieben. Magnesium musste ich mir natürlich selbst kaufen.

Durch das ständige kneten der Muskeln, Dehnen und rum ziehen am Gebälk, ging es mir an verschieden Tagen ganz gut.

Aber ich konnte immer noch nicht mit unserem Hund durch den Wald laufen, lediglich völlig gelangweilt „ Gassi „ gehen.

Das ging mir gehörig auf den Sack und habe daraufhin eine Schule besucht und zwar die Rückenschule.

Ein bisschen besser ging es mir dann schon, aber die Schule war überlaufen und es machte einfach keinen Spaß, wie meist in der Schule.

Völlig von der Rolle und genervt habe ich nach anderen Heilmethoden gesucht, dabei eine Frau gefunden die zwar kein Doktor war, mir aber mit verschieden Anwendungen zur Besserung verholfen hat.

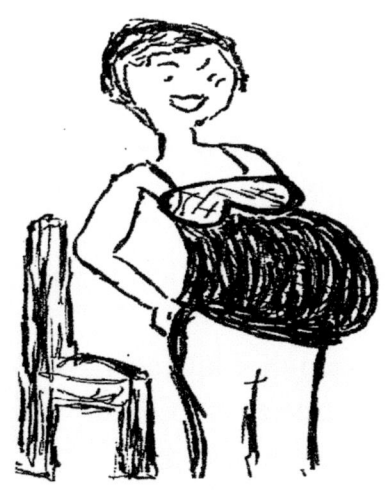

Nicht bekannt was dabei raus gekommen ist.

Aber wie es bei Frauen öfters so ist, als ich sie wieder einmal brauchte und besuchen wollte, machte sie mir eindeutig klar. Dass sie inzwischen schwanger sei und für mich keine Zeit mehr hätte, obwohl ich doch hinterher immer bezahlt hatte.

Leicht enttäuscht wollte ich mir eine Andere/ Anderen suchen, aber ich wurde inzwischen von Zahnschmerzen geplagt.

Was sollte ich machen?

Für so einen Scheiß hatte ich nun wirklich keine Zeit. Hatte ich mich doch vom Zahnarzt bereits vor 25 Jahren losgesagt.

Nach mehreren Wochen Zahnweh und intensiver Überzeugungskraft durch mein Eheweib, ließ ich mich an einem schönen Samstagmorgen im September zur ersten Behandlung beim Zahnarzt blicken.

Ich war bereits morgens früh ausgestanden um mich auf den Besuch beim Zahnarzt einzustellen.

Mit feuchten Händen, einem Gesichtsausdruck der die Angestellten des Zahndoktors dazu motivierte Wetten anzuschließen, ob ich zur zweiten Behandlung überhaupt noch erscheinen würde, trat ich zur ersten Sitzung an.

Aber alle hatten die „ Rechnung „ ohne ihren mutigen Patienten gemacht, der 6 Monate bis zum Behandlungsende voll mitgezogen und die Schmerzen wie ein richtiger Mann ohne zu jammern ertragen hat.

War schon toll wie ich das gemeistert hatte.

Die Schwierigkeiten mit dem Gebälk waren zwar noch da, wurden aber mehr oder weniger

verdrängt und standen durch immer wieder auf-
tretende Zahnschmerzen eher im Hintergrund.

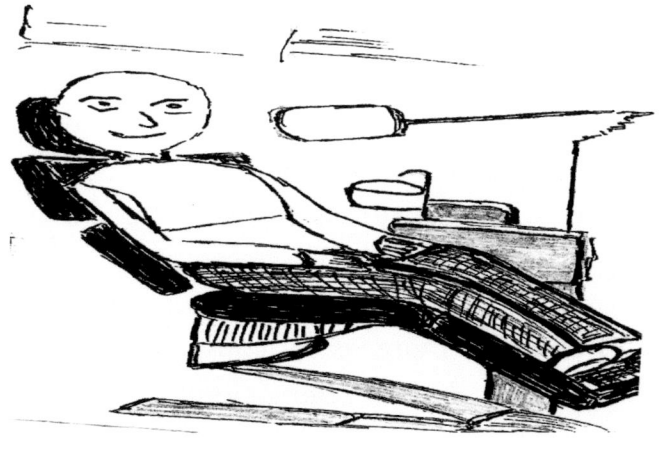

**Von wegen Angst, völlig entspannt ließ der tolle Typ alle
Behandlungen mutig über sich ergehen.**

Nach meinem mutigen Auftritt in der Zahn-
branche, musste ich feststellen dass sich meine
Bewegungsmöglichkeiten weiter verschlechtert
hatten.

Ich hatte mich in der Zeit der Zahnbehand-
lung lediglich meinem Hobby als Trainer gewid-
met und dabei auch schon festgestellt, dass ich
immer mehr Probleme mit meiner linken „ Hufe
„ aber vor allem mit dem Rücken hatte.

Da ich bei Tier, Allgemeinen und Selbsternannten gescheitert war, habe ich gedacht selbst ist der Mann und habe mir gleich zwei paar neue Treter der besonderen Art zugelegt.

Richtig Kohle haben die Dinger gekostet und dabei musste ich mit den Wackelkandidaten erst einmal richtig gehen lernen.

Nach einer Weile konnte ich besser gehen und bin vor allem aufrecht durchs Leben gegangen. Aber ohne aufrecht wäre ich auch umgefallen, da die Treter entsprechend konzipiert waren.

Ich dachte jetzt hast du es geschafft, ohne die ganzen Schlauen mit denen du es bis jetzt zu tun hattest.

Aber Pustekuchen, die linke Hufe war inzwischen kein Bein mehr sondern nur noch ein Beinchen. Dabei bekam ich es richtig mit der Angst zu tun als ich dies bewusst feststellte.

Wieder versuchte ich alles, und musste mir wieder etwas suchen, wo ich der Meinung war es könne weiterhelfen.

Da war dann einer, der kannte einen, der mir dann eine Adresse im tiefsten Hunsrück zukommen ließ, wo schon Schinderhannes sein Unwesen getrieben hat, das ganze gegen Bezahlung natürlich.

Aber das war mir zu diesem Zeitpunkt scheiß

egal. Ich suchte einfach jemand der mir Besserung bringen sollte.

Doch die Fahrten ins Gebiet vom Schinderhannes brachten keine Lösung meines Problems. Die angefallen Kosten waren so hoch, als könne man denken Schinderhannes sei noch unter den Lebenden und hätte sein Unwesen mit mir getrieben.

Auf jedem Fall war nach der Behandlung mein Beutel leer.

Das alles war auch meinem besten weiblichen Stück zu Hause nicht entgangen. Sie setzte mir die „ so genannte Pistole „ auf die Brust um noch einmal einen Spezialisten aufzusuchen.

Mit meinen Beschwerden im Gepäck hatte ich dann mein erstes Date bei diesem Spezialisten.

Nach dem er mich erst einmal mal so richtig angeschaut und abgetastet hatte, fand er heraus das mein Bein zu kurz sei und verschrieb mir ein Fersenkeil.

Außerdem äußerte er den Verdacht, dass die Arterien Richtung linkes Bein und Becken verklebt oder was sonst noch immer sei.

Wiedermal ein Verdacht, der viel Laufereien und Untersuchungen mit sich brachte.

Das ganze dauerte mehrere Monate, auch die

Verfassung wurde durch die Ungewissheit immer schlechter.

Das Fahrrad fahren funktionierte noch und ich hetzte durch den Wald, immer gefolgt von unserem Hund Charly.

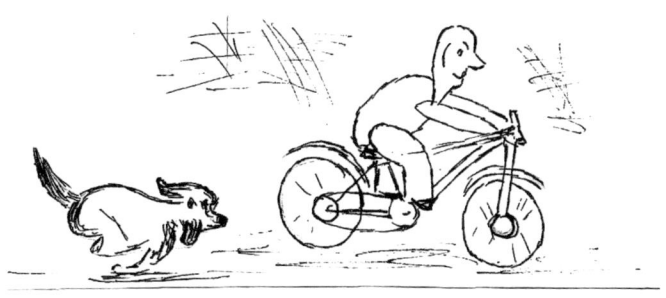

Kleiner gib Gas, solange wir beide noch so fit sind.

Ich fuhr immer so lange, bis die Kraft im linken Bein nach ließ. Probleme entstanden dann beim Absteigen vom Rad.

Nach mehreren Versuchen ist es dann gelungen, mich geschickt vom Fahrrad fallen zulassen und entsprechend abzurollen.

Bis mir das endlich gelungen ist, bin ich mehrmals im Dreck gelandet und habe auch mehrere blaue Flecke und Prellungen davon getragen.

Richtig stolz war ich, als ich die Technik für das runter fallen vom Rad verinnerlicht hatte.

Alles was mich ablenkte war eher positiv, denn ich wusste ja immer noch nicht mit welcher Diagnose ich rechnen musste.

Endlich waren alle Ergebnisse der Untersuchungen vollständig und ich hatte wieder ein Gespräch beim Ober Guru.

Der Verdacht hatte sich nicht bestätigt und wieder wurde ich zur Gymnastik verdonnert.

Die Muskulatur des linken Beines sollte verstärkt und aufgebaut werden.

Der mäßige Erfolg, die lästigen Termine, alles ging mir gehörig auf dem Schemel.

Wenn ich dann noch täglich mein Bein in Augenschein nahm, dabei auch noch feststellen musste das die Kraft immer weiter nachließ hätte ich kotzen können.

In solchen Momenten ging es mir einfach nur noch bescheiden, auf gut Deutsch einfach nur Scheiße.

In dieser Zeit hatte inzwischen die Wintervorbereitung meiner Fußballmannschaft angefangen und wir trainierten bei eisiger Kälte auf schneebedecktem Platz.

Ich ließ die Mannschaft mehrere Runden

warm laufen und mich zwang ein menschliches
Bedürfnis etwas los zu werden. Also verschwand
ich mal kurz außerhalb des Sportplatzes. Mit
dem loswerden des Bedürfnisses habe ich dann
ganz erschrocken festgestellt, dass der Urin komplett rot war. Auf dem Schneeboden bestens zu
erkennen. Ich brach das Fußballtraining sofort
ab und übergab dem Co-Trainer.

Sofort bin ich nach Hause gefahren und verschwand in der heißen Badewanne, aus der ich
nur noch mit Hilfe meiner Frau aussteigen konnte.

Also haben wir uns entschlossen ins Krankenhaus zufahren, wobei festgestellt wurde das es
sich um eine akute Blasenentzündung handelte.

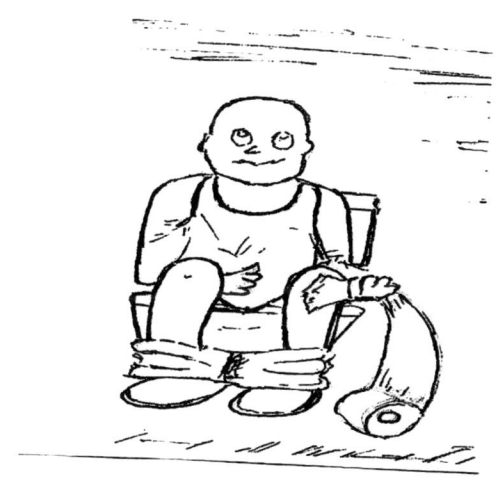

Schon wieder ein Glückstag, Topf erreicht.

Das ganze wurde mit Antibiotika behandelt. Nach zwei Tagen war die Entzündung weg und die anderen gesundheitlichen Beschwerden während der Einnahme der Antibiotika wesentlich besser.

Aber es ging nichts vorwärts. Ich hatte inzwischen Probleme mit den Augen was aber mit einer kleinen Massage am Halsrücken wieder besser war.

Ebenfalls hatte ich auch festgestellt, wenn sich ein menschliches Bedürfnis anmeldete sofort zu handeln.

Ich benötige dann ganz schnell eine Ecke oder ein stilles Örtchen. Wenn von beidem nichts zu erreichen war, hätte es ein können das alles in den Beinkleidern verschwunden wäre. Man oh Man, wie war das doch öfters ganz schön knapp.

Zusätzlich zu den ganzen Beschwerden, erreichte mich im Frühjahr in der Nacht ein Anruf. Dass meine Ehefrau die als Kassiererin auf einer Tankstelle arbeitete, überfallen worden sei und sich im Krankenhaus befände.

Sofort fuhr ich ins Krankenhaus und musste auf Anweisung meiner Frau wieder nach Hause fahren. Die Kinder seien allein zu Hause, denn die Räuber hätten auch ihren Haustürschlüssel mit genommen.Etwa 3 Stunden nach dem Überfall, saß ich zu Hause auf dem Sofa und wurde von Krämpfen am ganzen

Körper heimgesucht. Dabei konnte ich mich fast eine halbe Stunde nicht bewegen.

Danach war mein Befinden wesentlich schlechter und nie mehr so wie es vorher war.

Selbst das strecken und ziehen die ganze Gymnastik brachten keine Linderung.

Wieder musste man einen kennen, der einen kennt, der dann einem weiterhilft und das gegen Bezahlung natürlich.

Der nächste Versuch hieß Vitametik, Entspannung für Muskulatur, Wirbelsäule und Nervensystem

Es wird zuerst auf die Beinlänge geachtet und anschließend ein Halswirbel aktiviert.

Bei allen Behandlungen verspürte ich eine Art Entspannung aber keine Besserung auf Zeit.

Die Ungewissheit, die Lebensqualität alles war inzwischen für den Arsch, bis ich mich dazu entschlossen habe wieder einmal den Hausarzt zu wechseln.

Nach der x ten Schilderung meiner gesundheitlichen Probleme, wurde ich wieder zum x ten mal untersucht.

Wie anders, **wie** soll es auch schon anders sein, **wie** immer alles in Ordnung.

Trotzdem wurde eine Überweisung für ein CT ausgestellt, wobei natürlich wieder alles in Ordnung war.

Eigentlich schon lächerlich. Als ob man es als Betroffener nicht besser wüsste oder fühlen würde.

Ich war auf dem besten Wege als Simulant abgestempelt zu werden.

Nach nochmaligen hin gucken wurde dann ein leichter Bandscheibenvorfall diagnostiziert.

Oh leck, da hat doch einer tatsächlich was gefunden. Doch kein Simulant oder mal zu Abwechslung eine Fehldiagnose?

Mit dem Befund im Gepäck, musste ich einen Monat später im Krankenhaus erscheinen.

Zuerst erklärte mir der Arzt, das er unter einem CT (großer Bildschirm) eine Spritze setzen werde.

Mit Cortison »diesem Schweinezeug« und ich mit Nachwirkungen rechnen sollte.

Da ich ja weiter kommen wollte, habe ich mir das Ding letztendlich in den Rücken hauen lassen.

Aber es war wie immer, keine Nebenwirkung aber auch keine Besserung.

Nun war eine Zeit gekommen in der mir alles scheiß egal war. Aber ich bin mit einer Frau verheiratet die sehr nervig sein kann.

Ständig hat sie mich dazu angespornt, teilweise gedroht und ist mir dabei so auf »Eier« gegangen, bis ich endlich wieder zum Rückendoktor gegangen bin.

Diesmal zwangsweise motiviert, habe ich den Menschen an der Mosel aufgesucht.

Da heute fast jeder zweite anscheinend Probleme mit seinem Gebälk hat, war das Wartezimmer entsprechend voll. Ein Menschenauflauf wie bei einem Jahrmarkt.

Nach fast 2 Stunden öffnete sich die Tür zum Onkel Doktor.

Da er mich ja schon von vorherigen Sitzungen kannte, drohte er mir jetzt etwas ganz anderes zu versuchen.

Er sagte, du machst jetzt einen Termin in der Bierstadt bei einem Neurochirogen.

War wieder etwas was ich nicht kannte.

Ob ich motiviert war als ich in die Bierstadt gerauscht bin, vermag ich heute nicht mehr zu sagen.

Aber ich bin mal hingefahren und musste mir anhören, dass ich mir zuerst einen Nervendoktor (Neurologen) suchen solle.

Such dir in der heutigen Zeit mal schnell einen Nervendoktor.

Das musste vergessen, sind alle ausgebucht wie Gästezimmer beim Oktoberfest in München.

Wie auch immer, hatte meine Frau doch tatsächlich innerhalb kurzer Zeit jemanden gefunden. War zwar kein »Er« also musste ich in diesem Fall mit einer »Sie« Vorlieb nehmen.

Die junge Frau veranlasste, nach der ersten Untersuchung das Nervenwasser gesondert untersuchen zulassen.

Das Wasser der Nerven, hat mir dann der junge Mann in der Bierstadt im Sitzen aus dem Rücken gezogen.

Anschließend bin ich nach Hause gefahren um die notwendige Ruhe zu haben.

Mit der Ruhe war es dann doch nicht so wie verordnet und ich bin am nächsten Tag wieder zur Arbeit gegangen

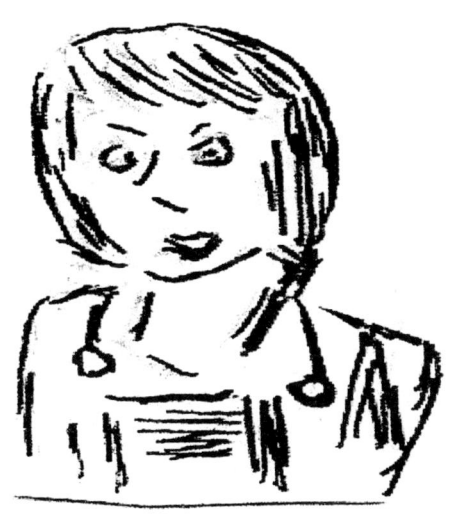

Genervt sieht sie schon aus die Nerventante.

Nach zwei Stunden an meinem Arbeitsplatz, konnte ich es vor lauter Kopfschmerzen kaum noch aushalten.

Die Rübe tat mir weh und ich konnte dabei nicht mehr aufrecht sitzen.

Weil nichts mehr ging, habe ich mich dazu entschlossen zum Dok zurück zufahren. Mit einem Zwischenstopp zu Hause, bei dem meine Frau und ich einen Fahrerwechsel praktizierten, fuhren wir weiter zum Arzt in die Bierstadt.

Wie ein Schluck Wasser in der Kurve hing ich im Beifahrersitz und war froh als wir unser Ziel erreicht hatten.

Eine Infusion, eine Spritze, Befreiten mich von diesen unmöglichen Schmerzen. Am nächsten Tag war ich wieder fit und für die Arbeit bereit.

Nach 3 Tagen kann das erste Ergebnis der Untersuchung und meine Nervenärztin sagte, dass ich entweder ein Gehirntumor oder MS hätte.

Da meine Frau an diesem Tag mit von der Partie und sehr geschockt war, habe ich lediglich gesagt. Dann habe ich ja in den letzten 50 Jahren Glück gehabt. Also die Wahl zwischen PEST und Cholera.

Meine Frau fand den Spruch nicht so gut und meinte, wie man jetzt noch so cool tun könne.

Um festzustellen, um welche Krankheit es sich tatsächlich handelt musste ich noch viele Untersuchungen durchlaufen.

MRT da wird man in Scheiben geschnitten.

Aber nur bildlich. Wird alles auf CD (Schallplatte) festgehalten.

Wie immer kommt so eine Scheiße meist vor Weihnachten, damit man an den besinnlichen Tagen auch etwas zu überlegen hat.

Anfang Januar 2009 hatte ich dann den Termin bei meiner Neurologin in der ältesten Stadt Deutschlands.

Da ich nicht wusste welche Diagnose zu erwarten war, kam ich mir mindestens so alt vor wie die Stadt in der wir waren.

Mein Eheweib im Gepäck, kam die Neurologin gleich auf den Punkt.

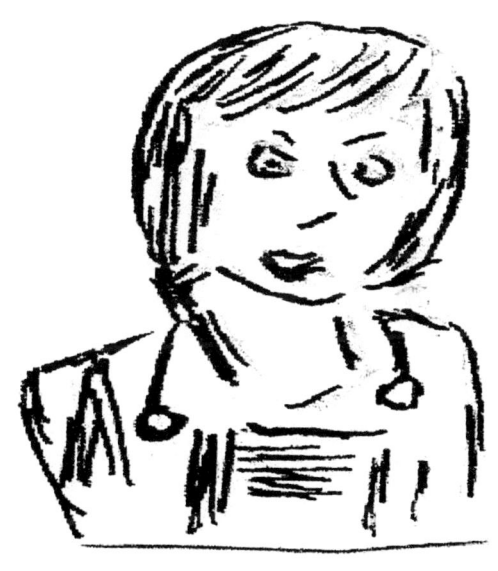

Kurz und schmerzlos sagte sie, Diagnose MS

Sie hatte auch gleich eine Lösung obwohl MS als unheilbar gilt.

Erst einmal Cortison, (reines Gift) machen wir mal drei Behandlungen und Schauen dann weiter.

Nach außen hin sehr gelassen. Der Schock saß tief, deshalb war mir die Behandlungsmethode ersteinmal scheiß egal.

Wieder zu Hause angekommen, war ich froh das ich endlich wusste welche Krankheit ich hatte.

Von da an war mein Bedürfnis jedem zu erzählen welchen »verdammten Schnupfen « ich mir eingefangen hatte.

Egal wem ich es erzählte sagte ich auch, dass mir bekannt sei dass man die Krankheit nicht heilen kann, ich aber diesen verdammten Schnupfen vertreiben werde.

Im Nachhinein wurde mir dann auch noch mitgeteilt und die Krankheitsbilder belegten, dass ich mir auch noch MS der besonderen Art zugelegt hatte.

(MS primär chronisch progredient mit Schüben.)

Da hatte ich mir ordentlich was vorgenommen!

Ab der kommenden Woche musste ich dann dreimal morgens in die alte Römerstadt fahren und das Gift in Form einer Infusion abholen. Danach fuhr ich wieder zur Arbeit.

Je mehr Gift man täglich in mich hereinlaufen ließ umso dünner wurde mein Nervenkostüm.

Selbst die Fliege an der Wand machte mich verrückt und ich konnte mich über Sachen aufregen, die mich vorher völlig kalt gelassen hatten.

Bei einem Fahrrad Ausflug mit unserem kastrierten Hund, musste ich wieder in gekonnter Manier vom Rad absteigen, nach dem mich die Kraft im linken Bein verlassen hatte.

Nun lag der 10 Jahre alte Drahtesel auf meinem rechten Bein. Klar es musste das rechte sein, denn es war ja bis zu diesem Zeitpunkt unbeschädigt.

Mein Hund interessierte das nicht, denn wie immer hatte der Blödmann genug damit zu tun seine Duftmarken zu setzen.

Es dauerte schon eine Weile bis ich mich unter dem Fahrrad befreien konnte. Schon nach kurzer Zeit, war mein Bein blau verfärbt. (Bluterguss auf Neu-Deutsch)

Sauer über den Absturz bin ich frustriert nach Hause gefahren.

Auf dem Heimweg habe ich mir geschworen, dass dieser alte Esel in Zukunft nicht mehr mein Begleiter sein wird.

Sofort am nächsten Tag, habe ich mir dann einen AluEsel zugelegt.

Den Alten Esel einem polnischen Landsmann angedreht, der völlig zufrieden von dannen gefahren ist.

So habe ich mich weiter mit dem Alu-Esel und Gymnastik halbwegs fit gehalten.

Im Frühjahr nach der Diagnose, machte mir die Neurologin aus der Römerstadt den Vorschlag an einer Studie teilzunehmen.

Studie? ich wollte nicht studieren sondern nur wieder laufen können.

Die Nerventante erklärte mir, dass diese Studie in einer Stadt am Rhein stattfinden soll.

Um »Studieren« zu können mussten wieder tausend Untersuchungen gemacht werden, bis ich an Weiberdonnerstag zur Besprechung der Studie gefahren bin.

Die Ärztin am Rhein erklärte mir, dass es sich bei der Studie um richtiges Gift handele was man mir alle 3 Monate verabreichen werde. (Chemo-Mitox)

Das ich einverstanden bin, musste ich am Ende des Gesprächs auch noch unterschreiben.

Eine Woche später, bin ich dann mit meiner besseren Hälfte zur ersten Gift Kur gefahren.

Wieder musste ich vorher Untersuchungen über mich ergehen lassen, bis letztendlich der

Giftbeutel mit schrecklich blauer Flüssigkeit aufgehängt wurde.

Zuerst kam eine hübsche Frau die erhebliche Schwierigkeiten hatte, bis sie mir die Nadel zur Infusion gelegt hatte.

Zwei Stunden dauerte es bis die blaue Brühe durchgelaufen war.

Wie giftig das Zeug war habe ich erst richtig wahrgenommen, als beim abhängen der Tüte die Schwester mit Handschuhen und Entsorgungstüte ausgerüstet war.

Nach dem mir dann noch eine weiße Flüssigkeit per Infusion verabreicht wurde, kam ich nicht schnell genug zur Toilette.

Das Klo noch gerade so erreicht konnte ich jetzt meinem dringenden Bedürfnis nachkommen.

Anschließend war die Schüssel blitze Blau, was die Toilettenspülung aber wieder bereinigen konnte.

In dieser Klinik waren nur kranke Menschen und beim Essen war meckern vorprogrammiert.

Schon jetzt hatte ich mal wieder die Schnauze voll, aber ich musste noch eine Nacht zur Beobachtung bleiben.

Am nächsten Tag konnte ich nach Hause,

musste aber eine Woche später bei meinem Hausdocktor Blut abgeben.

In einen extra Raum musste ich und durfte mit den anderen Patienten nicht zusammen kommen.

Ich dachte, ich bin doch schon krank was soll das?

Der Arzt erklärte, durch das Gift seien meine Abwehrkräfte im Keller.

So ein Quatsch, welche Krankheit hat schon eine Chance bei der Gift Kur die ich genossen hatte.

Der weitere Weg der anschließenden Gift-Infusionen sollte in der Römerstadt stattfinden. Dieses wurde noch in der ersten Besprechung am Rhein festgelegt, da sie in Verbrüderung mit der Römerstadt stehen würden.

Aber Pustekuchen alles leere Versprechungen. Dem Arzt in der Römerstadt fehlte für die weitere Behandlung ganz einfach der nötige Beipackzettel.

Da die zweite Chemo erst in 3 Monaten anstand, nutzte ich die Zeit mit Gymnastik unter Aufsicht.

Weiter buchte ich die Dame die mit Vitametik ihr Glück versuchte. Bei der Anwendung wurden nicht nur die Beine auf die gleiche Länge gebracht. Es gab auch anschließend gute Gespräche mit einer für ihr Alter sehr attraktiven Frau. Ob es geholfen hat, kann ich im nach hinein nicht sagen.

Auf jeden Fall hat es der Vitametikerin geholfen, da ich nach jedem Besuch meinen Obolus da lassen musste.

Zur gleichen Zeit traf ich einen »alten« Fußball-Kumpel, der mir von einem wahren Wunderdokter (Chiropraktor) im tiefen Saarland erzählte.

Ich nicht faul, besuchte auf schnellsten Weg das Genie. Bereits nach der ersten Behandlung ging es mir tatsächlich besser. Ich konnte besser und aufrechter gehen. Nach zwei weiteren Sitzungen hatte sich mein Zustand stabilisiert.

Inzwischen war der Zeitpunkt gekommen um die Zweite Giftflache in der Uni-Klinik abzuholen.

Mit der Bundesbahn hatte ich mich auf den Weg gemacht, aber bereits nach 20 Minuten war die Fahrt zu Ende.

Das Schienengefährt hatte Probleme und musste die Fahrt an der ersten Haltestelle einstellen. In diesem Fall konnte eine Tür nicht geschlossen werden. Eigentlich hatte die Bahn in diesem heißen Sommer eher Probleme mit den Klimaanlagen.

Kurzer Hand sollten die Passagiere in ein anderes Stahlross umsteigen. Alles musste schnell gehen. Aber Schnelligkeit ist seit meiner Krankheit eher mein Traum.

So kam es wie es kommen musste. Bis ich auf Touren gekommen war, fuhr das Gefährt der Bahn vor meinen Augen davon.

Nach langem hin und her, bin ich nach etwa 2 Stunden am Heimatbahnhof eingelaufen.

Mit einem kurzen Telefonat habe ich den Termin mit der Klinik auf später verlegt.

Um mich noch einmal auf die Bundesbahn zu verlassen, hatte ich weder Muße und vor allem überhaupt kein Bock.

Nach langem Kampf zwischen meiner Frau und dem Hausarzt, hat er mir letztendlich für die Gift Kuren ein Taxischein ausgestellt.

Also bin ich zur zweiten Gift Frühstück ganz entspannt mit dem Taxi angereist.

Aus der Entspannung wurde ganz schnell Anspannung pur, als man feststellte dass sie für mich kein Bett reserviert hatten. Kurzer Hand, wurde ein Bett gebracht und mit mir erst einmal im Gang abgestellt.

Schöne Scheiße dachte ich, wer bin ich denn, was soll das, sind die denn alle nur bekloppt?

Aber nach einer Weile hatte ich mich beruhigt, zumal ich wusste dass ich nach der Chemo-Keule am Abend wieder nach Hause fahren werde.

Inzwischen hatte man auch in einem Zimmer Platz für mein Bett gefunden, in dem mir dann das Gift eingeflößt wurde.

2 Tage später ging es mir total scheiße, bin aber trotzdem mit meiner »Hammer-Familie« in Urlaub gefahren, wobei sich nicht nur mein finanzieller Zustand verschlechtert hat.

Nach einem sehr heißen Sommerurlaub wieder in der Heimat angekommen, war ganz schnell der Alltag eingekehrt.

Weitere Besuche im Saarland waren inzwischen zum Ritual geworden und die 3. Chemo stand an.

Auch bei dieser Chemo war das Procedere gleich, wovon auch der Essen-Plan betroffen war.

Anschließend fuhr ich weiter in regelmäßigen Abständen ins benachbarte Land der Saarländer um mir das Gebälk richten zulassen. Mein Geldbeutel wurde in dieser Zeit erheblich strapaziert.

Inzwischen war Winterzeit und die 4. Giftspritze wartete auf mich.

Die Taxifahrt wurde zu einem wahren Erlebnis, bevor wir über den Hunsrück unser Ziel erreicht hatten.

Mit der 4. Gift Bombe im Blut, traten wir am Abend die Rückfahrt mit einem Taxifahrer unter Schneetreiben und Glatteis an.

Die Fahrt durch den Hunsrück führt dabei nach unten an die Moselregion. Ich hätte mir bei diesem verdammten Wetter ein Schneemobil gewünscht, so flau und beschissen war es mir in der Magengegend.

Nun konnte ich mir vorstellen, wie sich die Rodler in den Eiskanälen fühlen bevor sie unten ankommen. Ich hatte doch tatsächlich ein bisschen Angst, obwohl mein Fahrer jeder Zeit alles im Griff hatte. Vielleicht sieht man vom Beifahrersitz das ganze doch aus einer anderen Perspektive. Aber egal ich war heilfroh als ich wieder zu Hause war.

Die Wirkung der »4. Bombe« hatte in der ersten Woche wieder ihre eigenen Spezialitäten.

In dieser Zeit erzählte mir mein Dicker Arbeitskollege das er sich den »Atlas« bearbeiten lassen würde und schwärmte regelrecht davon.

Er hatte mich durch seine Schwärmerei so überzeugt, dass ich mir von ihm die Telefonnummer geben gelassen habe.

Ein Anruf genügte um die Adresse der Atlasstation zu erfahren. Im Januar hatte ich dann den ersten Termin, diesmal nicht im Hunsrück, sondern in der tiefsten Eifel. Absolut Winter, Schnee ohne Ende. So hatte ich mir den ersten »Flug« zur Atlasstation nicht vorgestellt.

Mit meinen CO-Piloten Ehefrau an Bord verlief die Fahrt alles in allem halbwegs entspannt.

Da wir unser Ziel pünktlich erreichten wurden wir auch recht zügig empfangen.

Hierbei handelte es sich um eine kleine Atlas-Station. Man konnte sich kaum drehen und auch die Stühle waren genau platziert um möglichst wenig Raum zu verlieren.

Der Chef erklärte uns wie, wofür und wie wichtig der Atlas Wirbel sei.

Nach dem ich mich auf eine Pritsche gelegt hatte, zog und bog mich der gute Mann nach allen Regeln der Kunst. Zusätzlich bearbeitete er den Atlas.

Nach etwa einer halben Stunde wurde dann das letzte Ritual vollzogen.

Geldbeutel öffnen, Zahlen mit dem Versprechen das ich nach 3 bis 4 Behandlungen ein völlig neuer Mensch sei.

Im 14 Tage Rhythmus habe ich mir Urlaub genommen, dabei die Reise bei Eis und Schnee in die allertiefste Eifel unternommen. Immer mit der Hoffnung das ich nach 4 Behandlungen einer neuer Mensch sein sollte.

Mir ging es in dieser Zeit echt besser. Auch der Tipp der Assistentin meine Ernährung umzustellen war hilfreich. Aber wenn ich alle Tipps befolgt hätte wäre mein »Kampfgewicht« um die Hälfte reduziert worden.

Nach meinem letzten »Flug« zur Atlasstation stand schon wieder der Termin zur 5. Giftbombe an.

Mit der Injektion der »Bombe« sollte auch ein MRT durchgeführt werden.

Mit meiner Frau im Schlepptau angekommen, wurde dann festgestellt dass der MRT-Kasten an diesem Tag für mich nicht zur Verfügung stand.

Damit war meine Frau natürlich nicht einverstanden und machte entsprechenden Aufstand.

Es half alles nichts, die Mitarbeiter der Abteilung endschuldigten sich wegen des Versäumnisses.

Anschließend haben sie mir dann die 5. »blaue Lagune« eingeflößt.

Mit einem neuen Termin für den »Psycho Onkel« der Klinik und einen weiteren für die 6. Infusion ausgestattet, traten wir abends mit unserem Chauffeur die Heimreise an.

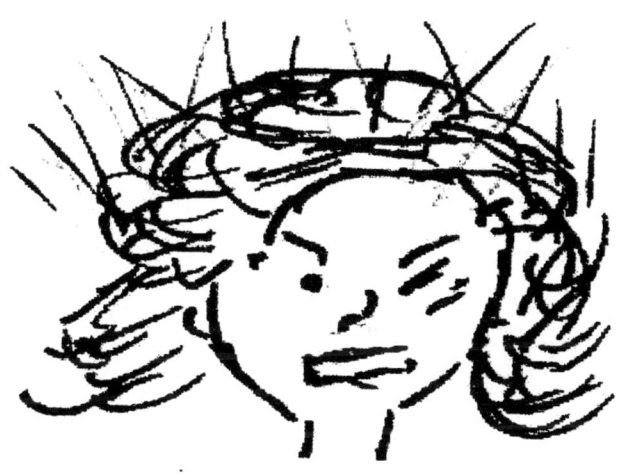

Da ist was drin, da geht was ab. Der Grund weshalb ich diese Frau so unendlich liebe.

Zusätzlich mit dem Wissen oder der Erkenntnis, dass eine weitere »Baustelle« meiner Gesundheit zu schaffen machte.

Baustelle Bandscheibenvorfall war die Aussage des Professors der Uniklinik.

Als ich meinen damaligen Hausdokter und Physiotherapeuten mit dieser Erkenntnis konfrontierte, sagte jeder dieser »Hochseilartisten« kommt alles von der MS.

Meiner Meinung waren diese »Artisten« nur Teletanten, weil sich keiner mit dieser Diagnose auseinandersetzen wollte. Sie ignorierten ganz einfach das was der Professor in der Universitätsstadt festgestellt hatte. Wie arrogant muss man sein umso reagieren zu können?

Nach einer Weile stand der vereinbarte Termin mit dem Psycho Onkel an.

Pünktlich wie immer saß ich im Wartezimmer. Zuerst musste ich eine Menge Zettelwirtschaft ausfüllen, bis ich zum Dokter vorgelassen wurde.

Das Gespräch verlief meiner Meinung ganz normal, nur das der Mensch ständig von meiner Krankheit redete. Dabei teilte ich ihn immer wieder mit, dass ich die Krankheit nicht möchte. Ich solange kämpfen werde bis ich die Krankheit besiegt hätte. Bei dem Gespräch wurden alle Details mehrfach wiederholt so dass wir uns regelrecht im Kreis herum drehten.

Die Zeit war inzwischen schon über die Mittagszeit geschritten und der Psycho Dokter meinte.

Sie haben schon mehr als die geplante Zeit in Anspruch genommen. Wenn sie Hilfe brauchen melden sie sich, für mich sind sie nicht therapierbar.

Meinem Eheweib musste ich anschließend Rede und Antwort stehen, da sie mich wie immer zu solchen Terminen begleitete.

Erstaunlich ruhig fasste sie meine Zusammenfassung des Gesprächs auf. Lediglich ein Kopfschütteln habe ich bemerkt oder hat sie doch gedacht dem ist tatsächlich nicht zu helfen?

Eine Belastung für mich waren auch in dieser Zeit die teilweise langanhaltenden Krankenhausaufenthalte meines Vaters. Ebenfalls die Diagnose dass auch bei einem anderen Familienangehörigen die Scheiß MS festgestellt worden war nur mit andrem Verlauf.

Alles Sachen die keiner braucht, also nur Scheiße auf der ganzen Linie.

Ohne große Erkenntnisse vom Termin mit dem Psycho Onkel vom Rhein zurück gekehrt, teilte mir meine Frau mit, dass es in unmittelbarer Umgebung eine Heilerin gibt.

Da dieser Tipp von meiner Frau kam, machte sie sofort einen Termin. Ob das ganze jetzt Geld kostete war dabei nicht relevant, wobei sie mir bei anderen Behandlungen meist hinterher eine Kostenrechnung aufmachte.

Die Gespräche mit der Heilerin, die Tipps zur Meditation (in sich hinein hören) haben mir sehr viel Kraft gegeben. Ich konnte doch für eine Weile viel besser gehen.

Da sich die Frau aber zur Hälfte des Jahres auf einer Insel im Ausland aufhält, habe ich nach 2 Behandlungen abgebrochen. Außerdem hatte sie mich in dieser Zeit zur Entgiftung zu einem anderen »Korkenzieher« geschickt. Dieser saugte mir bei einer einzigen Behandlung mit all seinen Mittelchen mal locker über 300 Mäxe aus der Tasche.

Ich hatte keinen Bock mehr auf Doktoren, Scharlatane, Schwätzer und auf all diese Schlaumeier.

Das Date mit der 6. Giftbombe habe ich abgesagt und Urlaub mit Freunden und meiner Familie auf der Hausfraueninsel gemacht. Alles andere war mir diesmal scheiß egal. Da in dieser Zeit auch noch die Fußballweltmeisterschaft stattfand war der Urlaub gerettet.

Nach einem schönen Urlaub auf Malle, war ich in meiner Freizeit lediglich als Fahrer für meinen Sohn beim Fußball eingesetzt.

Merkte aber immer mehr, das meine Gehstrecken kürzer wurden und das gehen mir immer schwerer fiel.

Damit das keiner merkte, blieb ich stehen und tat so als würde ich mit meinem Handy telefonieren. Bescheuert oder Eitel?

Aber es ging mir von Woche zu Woche immer beschissener. Teilweise konnte ich meine Kinder nicht zum Sport begleiten oder musste in dieser Zeit im Auto sitzen bleiben.

Irgendwann dachte ich, ist doch alles Scheiße du Blödmann du musst etwas tun, deinen Arsch bewegen, dich nicht zurück ziehen. Denn außer meine hochgelobte Arbeit war mir alles andere scheiß egal.

Auch meine Familie litt unter dieser Scheiße und mein blonder Engel half mir dabei den Hausdokter zu wechseln.

Gleiches Dorf, aber ein anderer Doktor.

Schon beim Aufnahmegespräch merkte ich, dass der neue Dokter in kurzer Zeit den Plan von mir hatte.

Entscheidend war für Ihn die Frage.

Wie geht es Ihnen?

Ich sagte, außer ein bisschen MS ganz gut.

Wie immer ein wenig Blut, Urin und als Rezept die obligatorische Krankengymnastik.

Ich hatte die Vermutung dass ab jetzt alles von meinem Eheweib gesteuert wird, was sich zu einem späteren Zeitpunkt bestätigen sollte.

Nun hatte mein blonder Engel auch noch zusätzlich einen Termin bei einem Psycho-Doktor gemacht.

Nach dem ersten ernsthaften Gespräch mit dem Nerven aufreibendem Menschen merkte ich, hat auch hier die Chemie nicht passte obwohl er die gleiche Haarfrisur trug wie ich.

Sofort nach dem Gespräch fuhr meine Frau mit mir ins nächstgelegene Krankenhaus, da ich wieder sichtlich von der Krankheit gekennzeichnet war.

Im Wartezimmer angekommen, sah ich nur Kranke die geduldig warteten bis sie an der Reihe waren. Das Warezimmer (Halle) war mit einem großen Fernseher ausgestattet in dem das Mittagsprogramm lief.

Ach du Scheiße dachte ich, das kann ja heiter werden. Aber inzwischen war wieder mein Eheweib im Einsatz und nach schon 15 Minuten Wartezeit hatte ich die erste Untersuchung. Bereits eine halbe Stunde später befand ich mich in der Notaufnahme in einem Zweibettzimmer mit Fernsehen und einer Toilette die über 20 Meter entfernt wir.

Nach 3 Tagen Aufenthalt wurde ich von der Notaufnahme in die Nervenklinik verlegt.

Total geil: Einzelzimmer, Fernsehen.

Denn die Schlauen waren der Meinung dass ich ein Patient mit einer privaten Krankenversicherung sei.

Das muss mein Erscheinungsbild gewesen sein, also benahm ich mich entsprechend vornehm und zuvorkommend. Als totaler Musterpatient. Alle waren froh mit mir und jeden Abend kam ein Pfleger der wissen wollte ob ich noch einen Wunsch hätte.

Aber nach 3 Tagen war ich aufgeflogen und musste für die restliche Zeit in ein 2 Bett Zimmer wechseln.

Schlimmer waren die 5 Cortison Behandlungen, die mir teilweise den Boden unter den Füßen wegzogen.

Am Anfang tat mir das Gift noch gut, aber von Behandlung zu Behandlung hatte ich immer weniger Kraft und ich verfluchte die ganze Scheiße.

Blut und Zuckeruntersuchungen waren an der Tagesordnung.

Durch Schokolade und andere Süßigkeiten, hatte ich eines Tages zur Untersuchung einen Zuckerspiegel von über 300 und sofort wollte die Stationstante mir ein Gegenmittel zukommen lassen.

Aber in meiner ruhigen tollen Art konnte ich die Frau beruhigen, so dass sie auf das Gegengift verzichtete.

Man was muss ich einen Eindruck hinterlassen haben?

Es half alles nichts ich konnte immer schlechter gehen und bin zu den Untersuchungen ins MRT mit dem Rollstuhl gefahren.

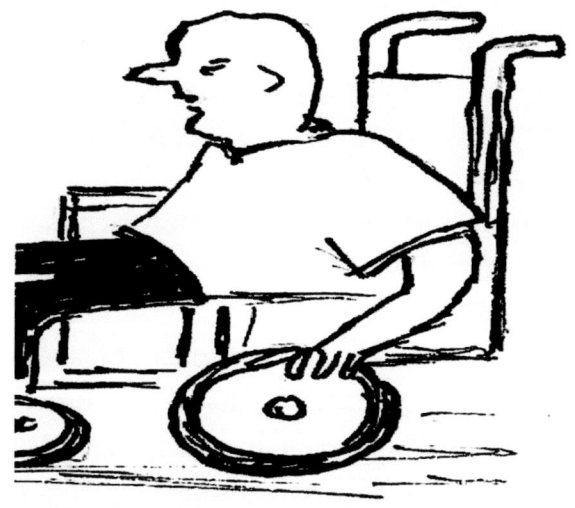

Nicht unbedingt ein Traumwagen, aber hilfreich.

Selbst die Augenuntersuchung ging schief, da ich bei der Untersuchung die falsche Brille aufgesetzt hatte. Am Ende war es dann so, die Augentante konnte nichts sehen und ich auch nicht. Ich durch die falsche Brille, sie weil sie nichts feststellen konnte.

Nach 9 Tagen durfte ich die Krankenbude verlassen. Sie hatten mich doch eher kranker gemacht als ich vorher war.

Völlig frustriert sind mir auf der Heimfahrt die Tränen gelaufen und habe dabei meiner Frau versprochen, in den nächsten Jahren mit ihr gemeinsam den Jakobsweg zu gehen.

Sofort informierte mich im Internet nach Alternativen zu Cortison und stieß auf Weihrauch. Seit dieser Zeit nahm ich täglich Weihrauch zu mir, in der Hoffnung das Cortison zu reduzieren oder ganz zu ersetzen.

Nach Besuchen beim Hausarzt habe ich dann 3 Wochen später den Nervenchef im Krankenhaus besucht, der mir den weiteren Weg aufzeigen sollte. Kurz vor der Mittagszeit war ich eingeladen.

Zuerst informierte er mich, dass es in näherer Zeit ein neues Medikament geben werde doch für meinen Verlauf nicht zugelassen sei. Ein schönes Arschloch oder? Der hätte doch besser seine Fresse gehalten als mir solche falschen Hoffnung zu machen.

Auf jeden Fall redete und redete er ununterbrochen, um mir am Ende den Vorschlag zu machen alle 3 Monate Cortison im Voraus zu geben.

Am Ende des Gesprächs meinte er, ob es mir etwas ausmachen würde wenn er während des Gesprächs essen würde.

Ich entgegnete dass es mir nichts ausmachen würde, zumal ja schon Mittagszeit sei. Etwas forsch »oder auch sau blöd« meinte er, dass meine Frau und ich im Gleichschritt Kaugummi kauen würden. Dieses müsste er dann dauernd beobachten und könnte sich deshalb nicht konzentrieren.

Man wie fertig oder kaputt muss dieser Nervenmensch schon sein, wenn er sich von so etwas gestört fühlt. So ein abgewrackter Typ soll anderen Menschen helfen?

Also begab ich mich weiter in die Obhut meiner Frau, die aber wie sich später heraus stellte, mit dem Hausdokter einen Plan ausgeheckt hatte.

Der Plan hieß Kur, bei Ablehnung von meiner Seite drohte mein Eheweib mit Scheidung.

Es kam wie es kommen musste, innerhalb kurzer Zeit wurde mir ein Eiltermin zur Anschlussheilbehandlung zugestellt.

Völlig geschockt über den schnellen Termin, die Entfernung und das gleich über 4 Wochen.

Sofort habe ich Zuhause und am Kurort Einspruch eingelegt und konnte den Termin um weitere 5 Wochen nach hinten verschieben.

Es war alles besser zu planen und die nächste Giftbehandlung stand auch noch an. Eine Woche vor der Reha habe ich mir dann die 3 geplanten Cortison Bomben geben lassen.

Die Wirkung war diesmal nur scheiße, 4 Tage einschließlich die Nacht stand ich unter Vollgas mit anschließendem totalem Absturz.

Inzwischen war ich der Meinung, dass es am besten gewesen wäre mir die Diagnose MS nicht mitzuteilen und verschwiegen hätte. Denn ab diesem Zeitpunkt hat sich Krankheit in einem Tempo entwickelt was einem nur Angst machen konnte.

Die Zeit rückte immer näher und der Tag war gekommen um in Kur zufahren.

Völlig unmotiviert fuhr ich am frühen Morgen los um gegen Mittag im Kur Ort anzukommen.

Ziel erreicht 500 Kilometer auf dem Tachometer und kein Parkplatz weit und breit.

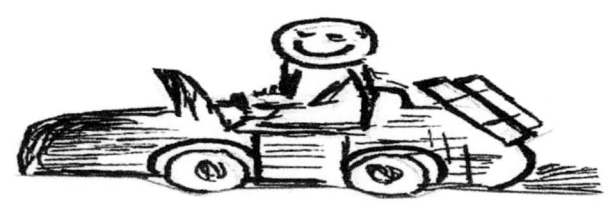

**So ein Mist, da hängt man 500 Kilometer auf der Autobahn
und nichts da um zu parken.**

Sofort habe ich den Schuldigen, meinen Hausengel angerufen, gesagt sie möchte kochen in 5
Stunden sei ich wieder zu Hause.

Weil ich mich schon wieder aufgeregt hatte
konnte ich nur noch am Stock gehen.

Auf meinen Anruf reagierte meine Ehefrau
völlig anders als erwartet, sie wirkte beruhigend
auf mich. Aber nur weil sie in einer Kosmetikbe-
handlung war und nicht so konnte wie sie wollte.

Ein ganz neuer Ton: Bleib ruhig, lass dir helfen
dann geht das schon.

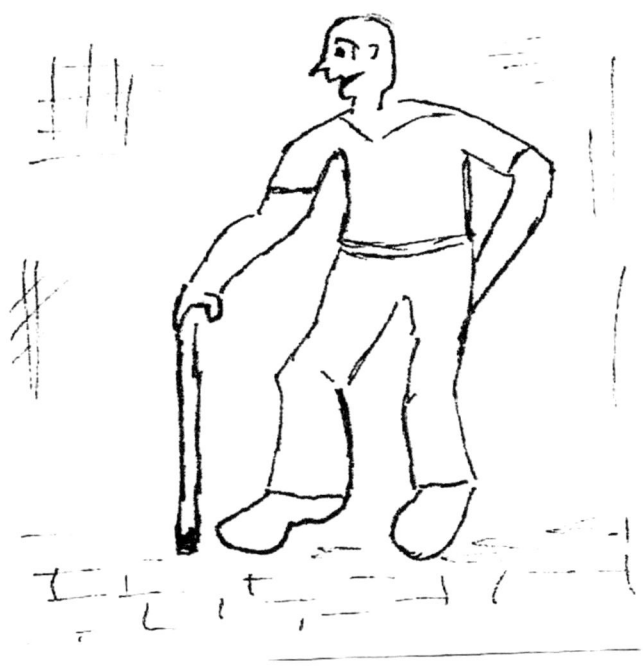

Toller Auftakt der Reha. Kaum angekommen und schon am Stock.

Nach dem ich tief Luft geholt hatte, meldete ich mich in der Rezeption. Dabei merkte ich, dass man am Kur Ort alles sehr ruhig und gelassen angeht und keinen Stress aufkommen lässt.

Mit Unterstützung einer etwas in die Jahre gekommenen Zimmerdame, bezog ich mein Zimmer für die nächsten Wochen. Ein Zimmer mit Vorraum, Badezimmer und einem Fernseher so groß wie ein Gameboy.

Ich dachte ich sei in einem ehemaligen Schloss untergebracht. Das Zimmer war riesengroß und für eine Person eher ungemütlich.

Am ersten Tag überlegte ich mir noch die Koffer überhaupt auszupacken und dabei gleichzeitig das Mittagessen ausfallen lassen.

Am Nachmittag führte ein Arzt den Gesundheit-Scheck durch, mit einer Zielvereinbarung für die Anschlussbehandlung.

Am Abend ging ich dann immer noch frustriert zum Abendessen. Zuerst habe ich mir einen Überblick verschafft. Alles war zum Buffet angerichtet. Den Teller vollgeladen und einen freien Tisch gesucht. Als ich mich setzen wollte, kam sofort eine junge Frau wie ein wilder Terrier auf mich zu gestürzt. Sie machte mir klar dass alles geregelt sei und seine Ordnung habe. Ich mich dahin setze müsse wo sie mich eingeplant hätten.

Mit noch mehr Frust nahm ich meine Krücke, den Teller und folgte dem Terrier an den Tisch der mir zugewiesen war.

Der Tisch war bis auf zwei Plätze voll besetzt.

Kaum hatte ich Platz genommen und schon ging ein Frage-Antwort Spiel los.

Heute angereist, gut gefunden, wo kommen sie her?

Dabei musste ich feststellen, dass keiner eine so weite Anreise hatte wie ich. Schon wieder verfluchte ich meinen blonden Hausengel, die mir in Verbindung mit dem Hausdokter diesen Mist eingebrockt hatten.

Wie sich später herausstellte erschien ich an diesem Abend den anderen als mürrisch, als jemand der den Eindruck erweckte zur Reha gezwungen worden zu sein.

Wie ein kleines Kind habe ich an diesem Abend meinen Teller nicht leer gegessen. **A** weil ich nicht dahin wollte und **B** mir alles voll auf den Sack ging.

Nach der ersten Nacht in einem viel zu kleinen Bett. Einem Fernsehen in GAMEBOY Größe, bei dem man der Meinung sein konnte die Welt sei eine Scheibe, habe ich die erste Nacht eher schlecht zugebracht.

Am nächsten Tag war zuerst einmal Frühstück angesagt und durch das Frage-Antwort Spiel lernte man sich besser kennen. Die Umgangsform wurde lockerer.

Nach dem Frühstück stand eine Hausführung an bei der ich nur schwer hinterher humpeln konnte.

Blutentnahme tägliches Blutdruck messen wurden vorgegeben.

Dann wurde mir beigebracht wie man Fahrrad fährt, von einem Mädchen was noch nicht mal geplant war, als ich zum ersten Mal mit einem Fahrrad hingefallen bin.

Dann hat man mir gezeigt wie man auf einem Stuhl entspannen kann. Nach Jakobson. STUHLJOGGING.

Am Abend wurde dann der letzte freie Platz an unserem Tisch besetzt, wie bei mir ein Frag-Antwort Spiel. Schnell merkte ich, das die junge Frau die den Platz besetzt hatte auf mich positiv wirken sollte. Der nächste Tag begann für mich nach dem Frühstück mit Gleichgewichtstraining.

Wetterfeste Kleidung war angesagt.

Mit meiner Krücke angekommen, wurde ich sofort aussortiert.

Dabei sollte ich mich 2 Stunden später zum MAT Training einfinden.

Was war das?
M für Muskel
A für Aufbau
T für Training

Eine hübsche junge Frau die meine Tochter hätte sein können, zeigte mir die Einstellung der Geräte. Mit denen ich während des Kuraufenthalts selbst zu recht kommen sollte.

Nach dem Mittagessen wurde ich verwöhnt mit einer Massage und anschließend arg gequält mit einer Gymnastik.

Zuletzt gab es noch ein Stangerbad. 15 min. in die Wanne mit ein wenig Strom.

Nach dem die Zeit abgelaufen war, kam ich nur noch schwer aus der Wanne. Bin dann mit allerletzter Kraft in meine Bude gekrochen wo nur noch Ruhe angesagt war. Zum Abschluss des Tages wollte der Chefarzt die Neuangekommenen begrüßen, was bei mir aber schon vorher mit dem Ausstieg aus Wanne erledigt war.

Die Rituale Frühstück, Mittagessen und Abendbrot wurden eingehalten, wodurch sich an unserem Tisch eine gute Stimmung entwickelte.

Ebenfalls gehörte es dazu um auf dem Laufenden zu sein, ein Besuch auf der Raucherbank, wo alle Schicksale und Chaoten versammelt waren. Sonst unterhielt ich mich öfters mit Andrea, der jungen Frau die an unserem Tisch als letztes Platz genommen hatte.

Sie beobachtete mich ständig und merkte sofort ob mir etwas passte oder nicht. Sprach mich sofort auf meinen Kummer an, wobei sich schnell ein gutes Verhältnis entwickelte.

In unseren Gesprächen mussten wir immer wieder feststellten.

Unter jedem Dach ein Ach.

Ebenfalls habe ich gemerkt, das in dieser Klinik egal ob kaputt oder ganz kaputt, ein total freundschaftliches Verhältnis unter den Patienten war. Alle gingen freundlich und locker miteinander um. Eine ganz tolle Sache, was mir bei so vielen Menschen noch nie so deutlich aufgefallen ist.

Woran das gelegen hat, konnte ich bis zum Ende der Reha leider nicht herausfinden.

Am Ende der Woche wurde den Patienten beigebracht, wie man sich richtig ernähren sollte.

Das ganze fand in einem großen Saal statt. Ich konnte mich für die Ernährungsmethoden nicht begeistern, aber auch nicht verhindern dass uns täglich ein solches Essen vorgesetzt wurde.

In der weiteren Zeit der Anwendungen lernte ich eine Frau kennen, (Typ Oberfeldwebel) die mich nach den ersten Anwendungen zur ihrem Hobby machte.

Eine Frau die ihren Berliner Dialekt nicht verbergen konnte, aber gerade deshalb unheimlich gut rüber kam.

Bei den täglichen Anwendungen Feldenkrais, Gymnastik, oder in der Gleichgewichtsgruppe hatte sie stets ein besonderes Augenmerk auf mich gerichtet.

Da ich beim Stangerbad etwas kaputt aus der Wanne gekrochen bin, hat man mir dann ein vier Zellen Bad verordnet. Dabei werden Arme und Beine in ein Wasserbad gestellt und mit leichten Stromschlägen versetzt. Der Therapeut war ein absoluter Waffennarr und unsere Unterhaltung war dem Thema entsprechend.

Immer wieder habe ich ganz tolle Typen kennengelernt, die von ihren Sorgen und Erfahrungen berichtet haben. Die Gespräche auf der « Raucherbank « waren dabei ein wichtiger Teil der Reha.

Nun stand eines Morgens die erste Visite an.

Warum auch immer kann ich zu diesem Termin locker, flockig zu spät.

Der Oberarzt empfing mich trotzdem freundlich und befragte mich zu meinem Ziel der Reha Maßnahme.

Als ich mein Ziel als das gleiche definierte, als

das was auch nur das Ziel einen solchen Oberarztes sein kann, waren wir beide uns einig.

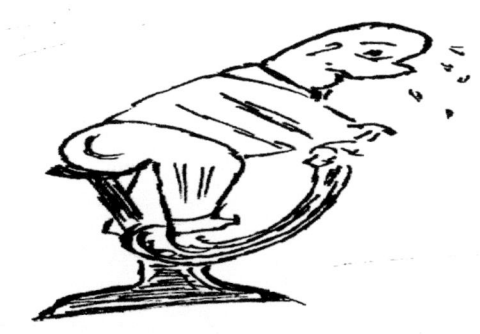

Für in die Jahre gekommen Herren eine ganz schön

schweißtreibende Angelegenheit.

Als Ziel, die Reha wieder geh fähig zu verlassen legte ich los!! Massagen und alles andere was gut tun soll standen auf der Tagesordnung.

Wie ich nun mal so bin musste ich es mal wieder übertreiben.

Nach Massage zum Drahtesel und Krafttraining, nach der Mittagspause noch etwas Krankengymnastik, war ich bereits zur Kaffeepause nur noch ein körperliches Frack.

Gruppengespräche zusammengestellt aus mehreren »kaputten« Typen wie ich hatten meist etwas Besonderes.

Immer wieder konnte ich mich bei den Schilderungen der anderen selbst erkennen.

Wenn ich die anderen als kaputt bezeichne und ich mich bei deren Schilderungen immer wieder erkannte, wie kaputt oder krank musste ich dann sein?

Das tägliche Essen ließ das Gewicht meines Revue-Körpers bestimmt schwinden?

Nur die bräunlich flüssige Ersatznahrung in der angrenzenden Stadt hielt mich bei Kräften.

Aber die Feststellung dass ein ausgelaugter verhungerter Körper nur noch die Hälfte an Nahrung benötigt, hielte die finanziellen Ausgaben in Grenzen.

Nach 14 Tagen geschicktem Wäschewechsel musste ich feststellen, dass mein Koffer nicht mehr all so viel saubere Wäsche her gab.

Also war Waschen angesagt.

Zuerst musste ich mir Wäschemarken besorgen, war dabei aber der Meinung, dass die Wäschemarken ebenfalls für den Automaten im Solarium genutzt werden könnten.

Waschen hin, Waschen her, zuerst wollte ich auf die Sonnenbank. Nach langem Suchen im gesamten Gebäude habe ich dann endlich das Solarium gefunden.

Komplett ausgezogen (sowie Adam und Eva) wollte ich die Marke im Automaten fürs Solarium einwerfen, um festzustellen dass die Wäschemarke nun doch nicht in den Automaten passte. (wieder nur Scheiße)

Also habe ich mich angezogen und bin frustriert genauso blass vorher in meinem Zimmer verschwunden.

Nun habe ich mir einmal die Hausordnung durchgelesen.

Da stand doch tatsächlich dass man zum Wäschewaschen einen Termin machen musste. Also bin ich in Waschküche gehumpelt.

Nach längerem Suchen dort angekommen, bemerkte ich die Hektik die mir entgegen kam. Überall Wäscheständer, aufgebrachte »Weiber« und in der Ecke hing eine Liste.

Allein der Weg zur Liste war schon versperrt mit rumliegenden Wäschetüten und ausgebreiteten Wäschestücken.

Auf der Liste waren die besten Wäschezeiten bereits vergeben.

Ich dachte leckt mich doch alle am Arsch, bevor ich hier meine Wäsche wasche, gehe ich in die Stadt und kaufe neue Klamotten.

Also habe ich den Waschtag auf später verlegt.

Weiter verging Tag für Tag und mir ging es mal besser, mal schlechter so wie es bei meiner Krankheit nun einmal ist.

Wenn mir die täglichen Anwendungen, Gespräche mit den anderen Gleichgesinnten nicht ausreichten, waren die Abendlichen Telefongespräche mit den Daheim Gebliebenen, sehr hilfreich und gaben Kraft für die nächsten Anwendungen.

Auch das Fernsehen lenkte ab und ließ mich meist in einen gesunden Schlaf fallen.

Am Morgen meist motiviert, war ich fast immer der erste vom Hunger getrieben am Frühstückstisch.

Zum Ende des Frühstücks, ein paar dumme Sprüche der andern Kurteilnehmer ließen den Tag meist etwas leichter angehen. Denn auch das Lachen gab mir sehr viel Energie.

Wieder musste ich zur Visite, diesmal pünktlich und gleich erzählte der Onkel Doktor mir wie zufrieden alle Therapeuten mit mir wären. Er wäre auch der Meinung, und guter Dinge mich gesund nach Hause zu entlassen.

Ich dachte MS wäre nicht heilbar, aber dieser Doktor konnte anscheinend auch MS heilen.

Für diesen Doktor hieß jedoch gesund, dass

ich weiter arbeiten konnte und der LVA nicht zur Last falle.

Ich war zwar froh weiter arbeiten zu können, aber trotzdem hatte der Onkel Doktor mit gesund eine andere Vorstellung als ich.

Noch schlimmer war für mich an diesem Tag, das ein langes Wochenende vor der Tür stand und ich meinen Frust nur schlecht unterbinden konnte.

Es war Freitagabend als mich zwei Mädels ansprachen um mit mir zum See zu fahren. Also lud ich die Mädels im mein Auto und wir machten uns auf den Weg zum See.

Als wir am See ankamen war die Zufahrt gesperrt.

Kurz entschlossen fuhren wir zum nächsten Kurort. Beim Bummel durch die Stadt vergasen wir die Zeit. Da ich mit meiner Krücke, eher zu den Lahmen von uns drei gehörte, übergab ich Petra von der ich nur den Vornamen kannte meinen Autoschlüssel um mein Auto abzuholen.

Mit ihrer Freundin Tina machten sich beide auf den Weg und ich wartete geduldig in einem Straßenkaffee.

Mein Motto: Sein Auto und seine Frau verleiht man nicht, war offenbar ha hin?

Ich wartete und wartete, nichts tat sich und eine Handynummer hatten wir auch nicht ausgetauscht.

Nach etwa einer Stunde sind die Mädels dann mit meinem Auto heil an der Zufahrt Fußgängerzone eingetroffen, wo ich inzwischen bereits hin gehumpelt war.

Was war den überhaut zwischenzeitlich passiert? Nach ihren Schilderungen am Auto eingetroffen, hatten sie zuerst einmal das Problem den Schlüssel ins Zündschloss einzustecken, obwohl ich Petra vorher die Problematik deutlich gemacht hatte. Mit Hilfe eines Passanten den sie auf der Straße angesprochen hatten, konnten sie die Kutsche zwar starten aber nicht bewegen.

Da sie nicht von der Stelle kamen, wollten sie mich mit einem Taxi am Straßenkaffee abholen. Mussten dabei aber feststellen, dass sie mich nicht telefonisch erreichen konnten und die Zufahrt in die Fußgängerzone auch für Taxi gesperrt war. Also haben sie den Gedanken verworfen und zuerst einmal die Reha Klinik über das Missgeschick informiert.

Anschließend haben sie sich dann auf den Weg gemacht und mehrere Personen auf der Straße angesprochen, bis sie einen gefunden hatten der ihnen zeigte wie man das Gefährt bewegen konnte.

Auf jeden Fall waren beide froh, am Ende ihr kleines Problem gelöst zu haben und Petra fuhr bis zur Klinik wo wir um 22.30 Uhr pünktlich eintrafen.

Das wir uns am Abend noch köstlich über den Vorfall amüsieren konnten, rundete den gelungenen Abend ab.

Noch am gleichen Abend entschloss ich mich nun endlich meine Wäsche zu waschen.

Zuerst zählte ich die noch saubere Wäsche Strümpfe und Unterhosen um heraus zu finden, was ich noch benötigen würde um bis zum Ende der Kur mit sauberer Wäsche ausgerüstet zu sein.

Anstatt mir am nächsten Morgen einen Vortrag anzuhören hatte ich Waschtag.

Da mein Badezimmer mit zwei Waschbecken ausgestattet war, weichte ich die dreckige Wäsche ersteimal ein.

Scheiße kein Waschpulver?

Aber Schampo? na ja dann Schampo!

Also habe ich die Wäsche damit gewaschen. Blitz blank und alle vorherigen Spuren beseitigt, habe ich die Wäsche anschließend am Heizkörper zum trocknen auf gehangen.

Wie sich meine Wachmethoden eventuell später auswirken sollten würde ich erst dann merken, wenn ich durch den Regen laufe und es im schlimmsten Fall aus Hose oder Schuhen schäumt.

Ich war schon stolz wie ich das mit der Wäsche geregelt hatte.

Eigentlich bin ich schon ein ganz toller Kerl trotz MS??

Ich habe damit mal wieder gesehen, wo ein Wille ist gibt es auch einen Weg!

Nachmittags bin ich mit einer weiteren Bekannten Kaffee trinken gegangen. Im Gespräch »Kranker mit Kranken« kamen wir zum Ergebnis, das man immer erst los lassen muss, um sich neu zu orientieren um bei der Krankheit Erfolg zu haben.

Damit konnte oder wollte ich aber an diesem Tag nichts mit anfangen. Die Tante hatte anscheinend andere Absichten.

Spätnachmittags wieder in meinem Zimmer angekommen und ich mal wieder die verbotene Zigarette rauchte, rief meine zu Hause weilende Ehefrau an. Sie wollte wissen wo sich der Hammer befand den sie zum Aufbau des Gartenhauses benötige, welches in dieser Zeit von unseren Freuden aufgebaut wurde.

Ich von meiner Seite ein Künstler in der Beherrschung von geordneten Chaos zu Hause, konnte meiner geliebten Frau natürlich sofort Auskunft geben.

Weiterhin teilte mir meine Frau mit, das sie geplant hätte zum Ende meiner Kur einen Tag vorher mit dem Zug anzureisen, um dann zusammen mit mir mit dem Auto nach Hause zu fahren.

Ich habe mich wahnsinnig darüber gefreut, konnte es aber nicht so richtig übermitteln. So bin ich nun mal. (ist aber falsch)

Trotzdem musste ich zum Abendessen, wobei mir mein Tischnachbar beiläufig erzählte, dass seine Frau die Ausbildung als Heilpraktikerin abgeschlossen hätte. Sie dabei gelernt hätte, das alle Diagnosen 50/50 seien.

Er sei begeistert von Ostepathie und gab mir den Tipp einmal einen Ostepathten auszusuchen. Auf keinen Fall meine Diagnose erwähnen um nicht sofort in die Schublade MS gepackt zu werden.

Ich dachte was soll ich dann noch alles machen? Ich habe doch jetzt schon die Schnauze gestrichen voll!

Es war Samstagabend und das lausige lange Wochenende hatte gerade erst angefangen.

Ich saß in meiner Bude und schrieb gerade an diesen Zeilen.

Eine innere Unruhe, Schmerzen im Rücken die ich mir bei meinem übertriebenen Sport zugezogen hatte.

Also musste ich mir mal wieder die verbotene Zigarette reinziehen, die ja in diesen heiligen Hallen absolut verboten war.

Das war mir inzwischen auch scheiß egal, auf jeden Fall beruhigte mich die Zigarette und ich habe jeden Zug genossen.

Da die Wäsche inzwischen getrocknet war, begann ich diese zu falten und war stolz auch mich.

Wie ich etwas für mich völlig ungewohntes, mit einfachen Mitteln kostengünstig gemeistert hatte.

Die Wäsche roch einfach Super-Frisch. Die Teile konnten ab sofort für den täglichen Gebrauch freigegeben werden.

Ab diesem Zeitpunkt hatte ich mir vorgenommen, auch meine Krankheit mit einfachen profanen Mitteln zu bekämpfen.

Nicht nur noch mit Chemie, sondern mit dem Kopf und natürlichen Mitteln.

Meine Rückenschmerzen wurden und wurden nicht besser und das Gebälk tat mir noch mehr weh. Nur mit einer Ladung Magnesium wurden die Schmerzen erträglicher.

Den Abend den wir mit Patienten der Klinik verplant hatten musste ich wegen Rückenschmerzen absagen. Ein Telefonat mit daheim und ein langweiliges Fernsehprogramm rundeten den ersten Tag des langen Wochenendes ab.

Der zweite Tag dieses beschissenen Wochenendes begann verheißungsvoll. Die Magnesiumtablette hatte anscheinend ihre Wirkung. Warum auch immer, für meine Verhältnisse konnte ich entsprechend gut gehen.

Wie ich mal so bin, hatte ich mir wieder viel zu viel zugemutet.

Nach einer kurzen Pause hin zum Raucherbänkchen, 2–3 Zigaretten durchgezogen, stellte ich fest dass mein linkes Bein nicht mehr funktionierte.

Nur mit Mühe und Hilfe anderer konnte ich meine Bude erreichen.

Die Feststellung dass mein linkes Bein erst richtig Probleme macht, wenn ich nach längerer Zeit eine Zigarette rauche hatte ich schon früher gemacht.

Da Rauchen eine Sucht ist, habe ich dies erst einmal ignoriert.

Den Nachmittag habe ich dann an meinen tollen Mini Fernseher zugebracht.

Als ich mich fürs Abendessen fertig machte, dachte ich die Haltelöscher am Gürtel der Hose hätte einer zugenäht.

Nach zweimaligem Hinschauen stellte ich fest das keines der Löcher zugenäht war. Nur mein Arsch in der Hose war verschwunden. Sofort suchte ich die Waage in der Klinik. Stellte dabei fest dass die Schuhgröße zwar unverändert, das Körpergewicht jedoch um 3 Kilogramm reduziert war.

Nach langer Überlegung war mir klar, dass die täglichen Mahlzeiten der Klinik nicht für normale Menschen ausgelegt sind, die Gewichtsabnahme nur eine Folge der Unterernährung sein konnte.

Ich fand mich mit dieser Feststellung ab und dachte, dass ich die restliche Zeit der Reha auch noch aushalten werde. Auch die Möglichkeit das Doppelte zu essen schloss ich aus.

Denn dabei hätte ich die Zerstörung der Geschmacksnerven wohlmöglich auch noch riskiert.

Denn eines konnten sich die Köche dieser Klinik auf großen Lettern auf die Mütze oder den Kochlöffel schreiben.

Garantiert geschmacklich verfehlt mit kreativen Ansätzen.

Wie meist trafen sich die Raucher und Nichtraucher nach dem Abendbrot auf dem Raucherbänkchen.

Hier wurde sehr viel Mist verzapft und jede Menge an Witze erzählt. Die meisten Witze habe ich der Sprache wegen nicht verstanden, aber wegen der Allgemeinheit meist mit gelacht

Nur einen der Witze habe ich behalten und sofort nieder geschrieben.

Ein Hahn fliegt von Österreich immer wieder über die italienische Grenze und singt.

Ich fliege immer wieder, über eure Grenze drüber, und bumse eure Hühner.

Dass ganze Tag für Tag über Wochen.

Eines Tages gerät der Hahn auf italienischer Seite unter einen Mähdrescher und verliert dabei sein ganzes Federkleid.

Davon ließ sich der Hahn aber nicht beeindrucken.

Schon am nächsten Tag, fliegt der Hahn wieder über italienische Grenze und singt in vollen Tönen und noch lauter als je zuvor.

Ich fliege immer und immer wieder, über eure Grenze drüber.

Bumse eure Hühner, nur <u>Nackt</u> ist es noch schöner.

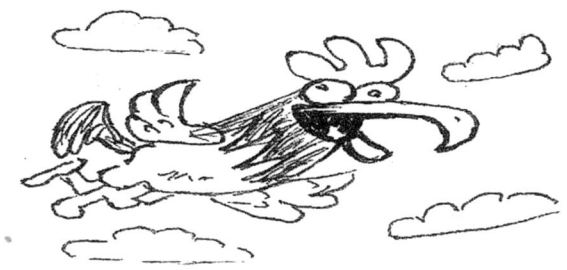

Ganz schön große Fresse der Österreicher.

Ich konnte darüber so herzhaft lachen, wo ich doch sonst zum Lachen eher in den Keller gegangen bin. Habe auch gemerkt wie gut das Lachen einem tun kann.

Ebenfalls sagt der blöde Witz noch mehr aus! Dass es immer noch eine Steigerung geben kann. Dabei hängt es nur davon ab, wie man mit der neuen Situation umgeht.

Wieder zurück von der Raucherbank, studierte ich den Therapieplan für die kommende Woche.

Ein Plan den man sich für Hochleistungssportler aber nicht für MS Kranke vorstellen kann. Selbst der Ernährungsplan hatte es in sich.

Da ich mich aber nicht aufregen wollte, dachte ich lasse dir den letzten freien Tag nicht versauen und die Scheiße auf dich zukommen.

Also wollte ich nach Hause telefonieren, was nicht möglich war da mal wieder kein Schwein zu Hause war.

Obwohl ich wusste dass es mir nicht gut tut, ging ich wieder zur Raucherbank um eine zu qualmen. Stephan auch ein MS Beschädigter, hatte an diesem Abend seine Gitarre und eine Mundharmonika dabei. Stephan begeisterte alle Schein und echt Kranke Zuhörer mit sehr sinngemäßen Liedern. Man konnte deutlich sehen, dass trotz Krankheit der Zuhörer eine sehr gute Stimmung aufkam und das Leben je nach Gestaltung immer noch lebenswert sein kann. Es war mit der schönste Abend der ganzen Kur, der mich zwar nachdenklich aber auch zufrieden gestimmt hat.

Inzwischen war ich davon überzeugt, dass der Erfolg einer Reha wesentlich davon abhängig ist, mit welcher »Munition« die »Granaten« gefüllt sind, die täglich aufeinander treffen.

Am gleichen Abend merkte ich aber auch, dass ich die ersten zwei Tage des freien Wochenendes nur faul in der Gegend rumgehangen hatte.

Mir fehlte das tägliche Training, es ging mir

beschissen und das linke Bein war nur noch ein leidiges Anhängsel.

Also, wenn ich auf Dauer Erfolg haben möchte, musste ich in Zukunft sehr diszipliniert mit der Scheiß-Krankheit umgehen.

Also startete ich in die letzte Reha-Woche voll motiviert, obwohl mir einen Tag vorher der neue Reha-Plan in mir eher purer Frust ausgelöst hatte.

Am ersten Tag fiel mir alles schwer was nicht mit rumhängen zu tun hatte. Jeder ältere Herr konnte mehr als ich Penner.

Sehr deprimiert tauchte ich am Mittagstisch auf und das hervorragende Mittagsmal gab mir den Rest.

Ein Tag zum wegschmeißen, zum vergessen oder gar nicht geboren worden zu sein.

Inzwischen nannte man mich schon Käptn-Cook, da ich meine Gehhilfe ständig am Mann trug. Also, wer den Schaden hat braucht für den Spott nicht zu sorgen. Dafür fahr ich Idiot in Kur um mich auch noch verarschen zu lassen.

Völlig im Eimer, verzog ich mich in meine Bude und legte mich ins Bett. Ich hatte nur Gedanken die man nicht aussprechen sollte. Dabei auch Gedanken bei denen ich mich schon öfters erwischt hatte. Einfach einschlafen und nicht mehr wach werden.

Wenn man dann wieder aufwacht, sieht man dass die Zeit noch nicht abgelaufen ist. **Dann denke ich** « Man du Idiot du hast doch noch ein Ziel, Kämpfe einfach weiter dann wirst du dein Ziel schon früher oder später erreichen.

Am nächsten Tag ging wie alles wieder seinen Gang. Selbst die Putzfrau meinte freundlich, das Rauchen im Zimmer nicht erlaubt sei. Sie hatte ja Recht, erstens ist es nicht gut zweitens verboten.

Nun wurde auch noch der straffe Therapieplan durch einen neuen Plan ersetzt.

Zur Begründung: Therapeut erkrankt.

Wie stellt man sich das vor:

Habe Zimmer mit Vollpension gebucht,

Koch wird krank, Mittagessen wird ersatzlos gestrichen.

Schöne Scheiße oder?

So langsam kotzte mich die ganze Bude an und ich flüchtete mal wieder zum Raucherbänkchen.

Wie in den letzten Tagen herrschte hier Abschiedsstimmung. Verschiedene Kranke hatten sich in der Zeit noch eine kranke Sternschnuppe angelacht. Die Verabschiedungen waren entspre-

chend schwierig. Aber egal wie die Verabschiedungen abgelaufen sind hat man gesehen, in den
letzten Wochen ein neuer Stern und nach der
Abreise alles Schnuppe.

Eines ist sicher, wären diese ganzen Kurblender
tatsächlich krank gewesen, hätte sich ihr Stern
schon vorher als Schnuppe entpuppt.

Als ich mir die Verabschiedungen der Blender
nicht mehr mit anschauen konnte wollte ich auf
mein Zimmer gehen.

Auf dem Weg dorthin hatte sich meine Fuß-
fessel (Manschette) gelöst, so bin ich dann vor
der Rezeption zuerst auf die Hand, Knie und am
Ende aufs Kinn gefallen.

Gott sei Dank war die Rezeption nicht besetzt,
also habe ich mich in den Aufzug geschleppt
und anschließend mit letzter Kraft in meinem
Zimmer aufs Bett geschmissen.

Ab diesem Zeitpunkt wollte ich nur noch nach
Hause. Genau zu diesem Zeitpunkt rief meine
liebe Frau an und wollte wissen, ob sie mit dem
Rest der Familie in Urlaub fahren könnte. Da
mir zu diesem Zeitpunkt alles scheiß egal war,
fragte ich lediglich nach dem Preis und sagte
spontan ja, nur weil ich meine Ruhe und keine
Diskussion haben wollte.

Eigentlich sehr viel Geld für einen Urlaub bei dem ich nicht dabei war und nur die Hauptrolle des Geldesels spielte.

Wenn ich bedenke, mit wie wenig Geld die anderen Patienten auf Grund ihrer Krankheit monatlich auskommen mussten, fand ich es unverantwortlich so viel Geld auszugeben, nur um sich die Sonne auf den Pelz scheinen zu lassen.

Aber für Jeden das was er braucht und für sich gut befindet. So ist das halt eben mit den Tierchen und ihren Bles…!

Am nächsten Tag stand die letzte Visite beim Oberarzt an.

Über meine Endtäuschungen der letzten Tage, was die Anwendungen betraf habe ich meinem Unmut freien Lauf gelassen. Dabei habe ich ihm klar und deutlich gesagt, dass **sein Unternehmen** in der freien Wirtschaft nicht bestehen könnte.

Dafür entschuldigte er sich zwar, was aber dem Onkel Doktor meiner Meinung nach voll am Lattenzaun vorbei ging.

Die letzten beiden Tage habe ich nur noch gemacht was ich wollte. Selbst an den Mahlzeiten habe ich nicht mehr teilgenommen.

Damit es nicht aufgefallen ist, stellten die Tischnachbarn einen benutzten Teller auf meinen Platz.

So verging auch der letzte Tag. Meine treusorgende Ehefrau war inzwischen eingetroffen.

Nach einem schönen Abend fuhren wir am nächsten Tag endlich wieder nach Hause.

Zuhause angekommen, machte ich ersteimal für den Rest der Woche nichts, obwohl ich mir so viel vorgenommen hatte.

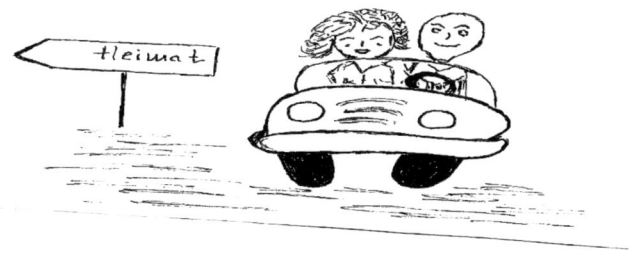

Mit der tollsten Frau der Welt auf dem Weg nach Hause

Aber an darauffolgenden Samstag habe ich mir ein Ergometer zugelegt. Gerade in der Anfangszeit stand das Ding nie still.

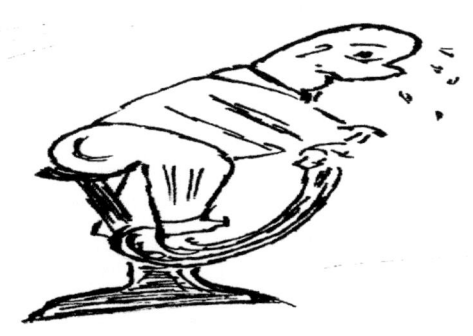

Täglich richtig schwitzen, ist besser als vor der Klotze zu sitzen.

Wie bei allem lässt alles nach einer gewissen Zeit nach, was ich mir bei meiner Krankheit eigentlich nicht leisten konnte.

Trotz Krankengymnastik und regelmäßiger Einnahme vom Weihrauch sind viele Symptome der Krankheit verschwunden.

Dann im August 2011 ein wahrer Schock. Mein Arbeitskollege mit dem ich seit über 30 Jahren in einer Firma zusammen gearbeitet habe, sich während dieser Zeit eine wahre Freundschaft entwickelt hatte, erlitt eine Herzattacke von der er sich nicht erholte und noch an seinem Arbeitsplatz starb.

Nach dem ich die Mitteilung von seinem Tod erhielt, konnte ich keine Träne vergießen, zumal er einen Abend vorher noch zu Besuch war.

Dieser Schock saß so tief, das ich noch Wochen danach mitten in der Nacht aufwachte, weil mir sein Tod nicht mehr aus dem Kopf gehen wollte.

Mein Wohlbefinden litt erheblich in dieser Zeit und die Beschwerden wurden immer deutlicher, so dass ich im November 2011 wieder Cortison per Infusion nehmen musste.

Anstatt Besserung zu verspüren wurde danach alles eher noch schlechter. Aber sobald der Eindruck aufkam das ich mich hängen ließ, hat meine Tochter mit ihrer unnachahmlichen Ausdrucksweise für klare Verhältnisse gesorgt.

Bis zum Februar 2012 dauerte es bis ich die nächste Portion von diesem Dreckszeug benötigte.

Zuvor hatte ich mir bereits eine neue Schiene (Fußheber) zugelegt. 400 Euro konnte ich für das Scheiß-Ding hinlegen, nur weil ich die falsche Krankenversicherung hatte.

Nach dieser Gift Behandlung wurde alles nur noch schlechter und die Gehhilfe wurde mein ständiger Begleiter.

Nach der letzten Cortison-Behandlung habe ich mir zum Ziel gesetzt, die nächste Behandlung soweit wie möglich hinaus zu zögern.

Aber alleine die Einnahme von Weihrauch, Rote Bete Most reichte nicht aus. Nach der Arbeit war ich nur noch müde, Lust und Antriebslos. Am liebsten war ich alleine zu Hause und wollte von allem nichts sehen und hören. Wenn ich zum Beispiel auf dem Sofa eingeschlafen bin, war es mir nicht mehr möglich ins Bett zu gehen. Weil von liegen das Gebälk verbogen und mir ganz einfach die Kraft dazu fehlte.

Auch hatte ich in dieser Zeit keine Lust mehr auf Arbeit, was bei mir bis dahin eigentlich unvorstellbar war.

In dieser Zeit bin ich öfters hingefallen und mir dabei auch empfindlich weh getan. Aber reden, schreiben wir nicht drüber, es war ja nichts Schlimmeres passiert.

Im Juni 2012 wurde ich dann von einem Arbeitskollegen auf Schwarzkümmelöl angesprochen. Gleichzeitig von einer anderen Kollegin, auf ein Mittel was aus Zunderschwamm hergestellt wird hingewiesen.

Beides natürliche Mittel ohne Nebenwirkung.

Seit Mitte Juni 2012 testete ich zusammen mit meinem Hund diese Mittel gleichzeitig. Mein 13 Jahre alter Hund litt jedoch nicht an MS sondern an Altersbeschwerden.

Die Testphase hatten wir extra in die Urlaubszeit gelegt, da zu diesem Zeitpunkt die weibliche Chefetage in Urlaub verweilte.

Bei den ganzen Naturmittel, die ich probierte und testete ging die Spitzen meiner Lieben nicht immer spurlos an mir vorbei.

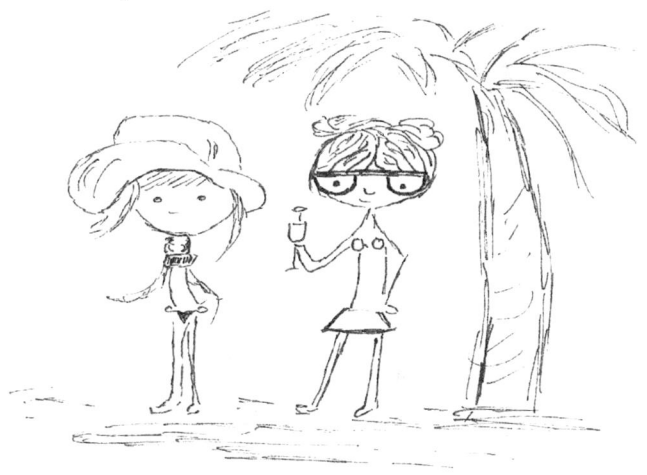

Die beiden Grazien schienen sich ja ganz schön wohl zu fühlen.

Es kostet ja alles nur Geld und nichts hat bis jetzt geholfen.

Bei Schwarzkümmelöl die Frage ob ich jetzt dem Islam beigetreten bin? Oder bei der Einnahme von Weihrauch unter Drogen stehe? Dies alles ging mir inzwischen mit all seinen Nebengeräuschen am Arsch vorbei.

Wenn es mir gelingen sollte mit der Einnahme der Mittelchen, unserem vier beinigen Freund als Leben bis zum Ende so angenehm wie möglich zu gestalten, hätten sich die ganzen unnötigen Ausgaben gelohnt.

Ich für meine Person, werde solange probieren, kämpfen und alles Menschen erdenkliche tun bis ich wieder gesund bin.

Mann oh Mann mein Herr, ganz schön großes Mundwerk!

Wie wirkt Schwarzkümmelöl, wobei der Zunderschwamm

Schwarzkümmelöl kann äußerlich und von innen angewendet werden. (im Islam heißt es: Heilt alles außer den Tod)

Das Mittel aus Zunderschwamm wirkt zuerst entgiftend und anschließend Stimulierend auf das Immunsystem usw.

Bereits nach einer Woche ging es dem besten Stück meiner Frau (**nicht ich** sondern der Hund) wieder zusehends besser. Er wirkte fast hyperaktiv, wobei er die letzten Monate fast nur verpennt hatte. Selbst die Hüftbeschwerden fielen weniger auf. Der »Sack« legt sich nicht immer wieder hin und macht vieles im stehen, wofür er sich in letzter Zeit immer wieder hinlegen musste.

Wenn die Mittel bei meinem Hund weiter so wirkten, war es zu überlegen ob die Dosis nicht verringert werden kann.

Für meine Person nahm ich täglich:

Weihrauch, Rote Bete Most, und seit Ende Juni Schwarzkümmelöl sowie ein Naturmittel aus Zunderschwamm.

Zuerst hatte ich bemerkt, dass alle früheren MS Beschwerden kurzzeitig aufflammten aber schnell wieder verschwanden.

Man merkte dass sich im Körper etwas tat. Aber zuerst musste ich ständig Wasser lassen, was anscheinend mit der Entgiftung des Körpers zusammen hing.

Das mit dem Gift in meinem Körper scheint so eine Sache gewesen zu sein. Erst nach einer Woche konnte ich die Pipeline zur Toilette auf Normalbetrieb umstellen.

Hammer hart, jetzt hatte ich auch noch 3 Kilogramm über den Handel zu gelegt!

Kann doch nicht sein, ich rannte seit Tagen auf die Toilette, schlief wenig, aß kaum und nahm innerhalb einer Woche drei Kilogramm zu.

Was war anders als vorher?

Die weibliche Chefetage war in Urlaub.

Ich nahm seit Ende Juni zusätzlich Schwarzkümmelöl und ein Naturheilmittel aus Zunderschwamm.

Mein Gewicht musste ich auf jeden Fall weiter beobachten, um nicht meinen etwas fülligen Arbeitskollegen irgendwann in den Schatten zu stellen.

Da sich meine beiden weiblichen Herzblätter zu dieser Zeit im Urlaub hinter dem großen Teich befanden, ging es zu Hause wesentlich entspannter zu.

Ich etwas angeschlagen mit meinem Sohn Nico und unser Hund Charly waren in dieser Zeit allein zu Hause.

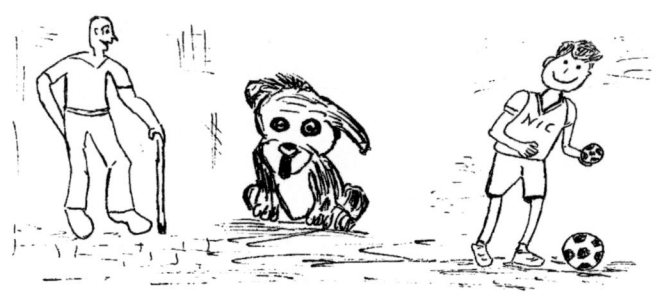

Männer WG auf Zeit

Eben eine reine Männerwirtschaft und wir ließen es uns entsprechend gut gehen.

Wie haben gegessen wann immer **wir** wollten und vor allem **was** wir wollten. Im Einkaufswagen landeten zu dieser Zeit auch mal für locker 30€ Süßigkeiten. Wenn der Kühlschrank nichts mehr her gab, sind wir zum Essen gegangen oder auch mal in die Fast Food Bude gefahren. Völlig entspannt, keiner meckerte rum und wir taten das was **wir** wollten.

Auch gewaschen, geputzt oder aufgeräumt haben wir immer nur, wenn **wir** es wollten und haben dabei einfach den lieben Gott einen guten Mann sein lassen.

Ebenso hatte ich in dieser Zeit auch sämtliches Zeitgefühl verloren, was sich bei verschiedenen Terminen bemerkbar machte.

So verpasste ich den Termin zur Krankengymnastik oder kam verspätet an. Für mich untypisch, vor allen weil ich großen Wert auf die Einhaltung von Terminen lege.

Zudem wollten wir in der Zeit auch ein Jugendportfest in der näheren Umgebung besuchen. Die Spiele waren bereits am frühen Vormittag angesetzt.

Also früher aufstehen als sonst. Frühstück, Gassi Gang mit Hund Charly und ab ging es. Da wir schon knapp in der Zeit waren, habe ich mal ordentlich auf die Tube gedrückt um zum Spiel pünktlich zu sein.

Am Sportzentrum angekommen, stellten wir fest dass wir für diesen Termin etwas zu früh waren. Das Sportfest fand erst 14 Tage später statt.

Aber wen interessiert dass alles jetzt noch, es ist Vergangenheit und als die Oberchefin wieder aus dem Urlaub zurück war ging alles seinen gewohnten Gang.

Es wurde wieder unruhiger in Haus und Nico und ich mussten uns vom Lotterleben verabschieden.

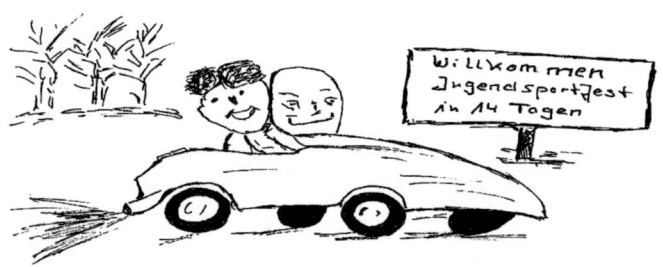

Da müssen wir aber was verwechselt haben oder waren ganz einfach zu schnell.

Trotz allen war es eine geile Erfahrung einfach mal in den Tag hinein zu leben.

In der Zwischenzeit hatte mich eine sehr gute Freundin per SMS auf einen Heiler in Belgien hingewiesen, der erstaunliche Erfolge bei MS Patienten aufzuweisen hätte.

Sofort viel mir wieder ein, das auch ich schon eine Heilerin aufgesucht hatte. Wobei mir damals vor allem die Meditation und die intensiven Gespräche sehr gut getan hatten.

Mit den Meditationsübungen habe ich noch während meines Urlaubs wieder begonnen.

Vor allen konnte ich jetzt schon im 5. Monat auf das beschissene Cortison verzichten, was mir vorher noch nie gelungen war. Also auf dem besten Weg meinen »Schnupfen« so langsam in den Griff zu kriegen.

Wenn auf Dauer alle meine Mittelelchen nichts nutzen sollten, werde auch ich den Heiler in Belgien zu kontaktieren.

Schaumamal wie es weiter geht, Aufgeben gilt nicht.

Danksagung

Bedanken möchte ich mich bei allen, die mit mir diese Odyssee

und alles andere bis heute durchgestanden haben.

Meinen Freunden, die immer Verständnis für mein Verhalten hatten, obwohl nicht immer alles so einfach zu verstehen war.

Den Kindern, die auf vieles verzichten mussten aber mich mit

allem was ihnen möglich war unterstützt haben.

Meinen Arbeitgeber die Kollegen, die mehr als nur Verständnis aufbrachten als ich sie mit der Diagnose konfrontiert habe.

Den Rest der Familie aber ganz besonders meiner Ehefrau,

ohne die ich das alles nicht durchgestanden hätte. Sie fand in jeder Situation die richtigen Worte und wusste dabei immer was zu tun war. Das Beste was mir in meinem Leben passieren konnte.